手洗いがやめられない

記者が強迫性障害になって

佐藤　陽

星和書店

まえがき

みなさん、「強迫性障害」という病気をご存じだろうか？　おどろおどろしい病名だな、と感じる人も多いだろう。

要は、ばからしいことだとわかっていても、「汚い」などの強迫観念にとらわれ、手洗いなどの強迫行為をしてしまう病気である。こうした不潔恐怖のほかに、鍵を何度も確認してしまう確認恐怖、誰かを傷つけてしまったかもしれない、という加害恐怖など、実に様々な種類がある。

早いもので、この病気とつき合って、30年ほどになる。自分の人生の半分以上を費やしてきたことになる。

一時期に比べれば、圧倒的な回復をみせた。本書は「強迫性障害」を発症してから、寛解するまでを描いた体験記である。初任地の大分にいたとき、突然「赤いもの」が気になり出すことから始まった。まさに、ある日突然、である。

一時期は、「地獄」だった。外に全く出られない日々もあった。新婚生活もなにもあったものではなかった。

でも、いまはかなり普通に仕事をできるようになった。外見から見たら、何もわからない。

私は、2020年12月21〜29日に朝日新聞医療系サイト「アピタル」に強迫性障害の体験記を連載した。翌21年8月には、朝日新聞「患者を生きる」欄で連載した。

読者からの反響は大きかった。「私も全く同じ症状です」「全く良くならないのですが、どうしたらいいのですか？」「こんな治療法がありますよ」……。実に様々な反応があった。

同時に驚いたのは、社内からの反応だった。「全然気づかなかった」という反応と同時に多かったのが、「私もそうだった」「うちの弟もそうだ」などの声だった。いかに、この病気が多くの人に影響を与えているかが、わかった。

この本は、朝日新聞の連載記事に加筆したものである。詳しくは中身を読んでいただきたいのだが、この体験記は、妻と二人三脚の物語でもある。妻と結婚しなければ、いまの僕はいなかっただろう。2人で地獄も天国も味わった。その起伏はまるでジェットコースターのようだった。

実は私の強迫性障害だが、完全には治っていない。いまも都内のメンタルクリニックに通院し、薬物療法とカウンセリングを受けている。正直言うと、コロナ禍で少し悪化している。

この病気は、一筋縄ではいかないな、と思う。読者の方々には、そんな「現実」も、知っていただきたい。同時に、必ず良くなる、という「希望」も感じ取っていただきたい。

この本が、強迫性障害で苦しんでいる人たちやご家族に、少しでも役に立てれば、と心から願っている。また、この病気について知らない方々の理解を助けるものになれば、と思う。

なお、登場人物の肩書は、取材当時のものを使わせていただいた。

朝日新聞文化部be編集部　佐藤陽

contents

第1章 強迫性障害の発症

「手洗いをしましょう」。新型コロナウイルスへの感染予防で、この言葉を聞かない日はない。

神経質になっている人も、少なくないだろう。朝日新聞記者の僕も、その一人だ。汚れて感染してしまうのではないか。そんな不安や恐怖にとらわれてしまう。だが僕の場合、コロナ禍のずっと前から、「過剰」な手洗いに悩まされていた。

これでも以前に比べればずいぶんマシになった。1日に4~5時間も、延々と手を洗ってシャワーを浴びていた、あのころに比べれば。

僕の最近の日常生活は、こんな感じだ。

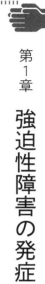

家に帰り、ズボンや上着はすべて玄関で脱ぐ。シャワーを浴びた後でないと、トレーナーやスウェットには着替えられない。

少し前までは手を洗うのは風呂場でしていた。洗面所を「汚したくない」からだ。外では、ガニ股で歩く。何かを踏んだかもしれない自分の靴に、反対側のズボンの裾があたらないようにするためだ。

不特定多数の人が使う混雑駅の公衆トイレは、ほとんど使えない。駅や電車では、すれ違う人や横に立つ人のズボンに触れてしまいそうなのが、気になって仕方ない。「もしかしたら、手におしっこがついたかもしれない」。我慢できず、会社に行くとすぐ手を洗うこともある。

異変を感じ始めたのは、1993年ごろだった。

91年に朝日新聞に入社して、駆け出し記者として過ごしていた大分支局勤務時代のことだった。突然、道路の「赤いシミ」が気になりだしたのだ。

その数年前に、日本で初めてのエイズの患者が出て、メディアで報道されていた。血液などから感染するため、「赤い物」が気になりだしたのだ。

赤いペンキか何かだったのだろう。それが、すべて血液に見えるようになった。赤いところを踏むと、近くの駐車場などでジュースを地面に流して、靴の裏をふいた。

血液を踏んだだけでエイズウイルス（ＨＩＶ）に感染しないことは、科学的には明らかだ。それは十分わかっていた。それでも「きれいにしないと」という衝動がどうしても抑えられなかった。

気になるものは次第に増えていった。道端に落ちているつばや、男性用トイレに垂れているおしっこ……。

美容院で髪をカットするときのはさみやカミソリを見ると、「他人の肌に触れ、もしかするとちゃんと消毒されていないかもしれない」という妄想がわいた。電話相談で「感染しませんか？」と質問し、「まず大丈夫です」と言われたが、安心できなかった。

赤いところを踏んでもいないのに「踏んだかもしれない」という思いでいっぱいになる。トイレでおしっこをすると「便器についたかも」という思いで頭がいっぱいになる。

取材でよく行った大分県庁は、男性用トイレの「受け口」が高いタイプだった。すると、おしっこの「跳ね返り」が気になり、歩いて5分ぐらいの別のビルへ行った。「受け口」の低いトイレがあったからだ。

不安を打ち消すため、トイレや外出から戻ると、手を洗う時間が長くなっていった。長いと、5~10分洗うこともあった。手を洗う頻度も多くなっていった。

実際に触っていなくても、「触ったかもしれない」と考え、気づくと蛇口をひねっていた。洗っていると、一瞬気持ちは落ち着くが、またすぐに不安になっていく。

94年、岐阜へ転勤した。状況は一向に改善せず、手を洗う時間や頻度が増えていった。

「あらいぐまラスカル」。同僚から、からかわれることもあった。

でも、このときはまだ笑う余裕があった。流しで洗う自分自身を「ネタ」にすることもあった。

このころ、岐阜に遊びに来た母に相談したことがある。神経質な母なら、わかってくれると思ったからだ。

「ねえ、地面の赤いシミが気になって仕方ないんだけど、大丈夫だよね?」「そんなの大丈夫に決まってるじゃん。気にしなくていいよ」

そう言われて、そのときは落ち着くのだが、すぐにまた気になってくる。一時の気休めにしかならなかった。

そんなとき、阪神・淡路大震災が起きた。神戸支局に応援に行くことになった。水道が完全に止まっていて、手は自由に洗えない状態だった。このときは、ウェットティッシュを多めに持っていくことで、何とか対応した。「非常時」だったので、こちらもそれなりに対応できたのだと思う。

95年、今度は名古屋に異動した。同僚の書いた記事に見出しをつけ、紙面のレイアウトをする部署だった。

内勤職場で夜勤が多い。会社の中にいる時間が増え、ストレスがたまってくるのを感じた。

そのせいか、状態は悪化した。外に出ると、他人がみんな「汚く」見えだした。特に、何を踏んだかわからない靴が気になって仕方がなかった。

足を組む人がいると、なるべく近づかないようにした。人混みでは、地面からなるべく離れるように、腕を上にあげて歩いた。

周りからみると、「ちょっと変な人」に見えたと思う。でも、当時の僕にとって、そんなことはどうでもよかった。とにかく気にならなければいい、という思いだった。

手洗いの時間は、30分、1時間、1時間半と長くなっていった。手の洗い方には儀式があった。まず、手のひらをよく洗い、そのあと両手を組んで、クルックルッと回し、手の甲を洗うようにした。それを何度も繰り返した。

せっけんを何度も使うので、手が白くなり、冬には何カ所もあかぎれができるようになった。シャワーも、何度も同じところを洗うので、2時間を超えることが多かった。駅など外のトイレも、使えなくなった。

仕事にも支障が出てきた。レイアウトをしている紙が床に落ちると、そのたびに手洗いに行き、仕事を中断する。

同僚からあかぎれした指で触った資料を渡されると、気になって頭がいっぱいになってしまう。「なんで絆創膏を貼らないんだ」と怒りにも似た気持ちになっていた。

そんな生活を送りながらも、岐阜にいたとき、会社のアシスタントだったいまの妻とつきあい始めた。デートの最中も、長い手洗いをしていたが、彼女は我慢強く待ってくれた。普通の彼女だったら「別れる」と言ってもおかしくないのに。

1年ほど交際した、95年10月、琵琶湖の湖畔でプロポーズをした。彼女は「いいよ。一緒に病気を治していこう」と応じてくれた。あとから聞くと、「このとき、(結婚の話がなかったら) もう別れようと思っていた」とのこと。間一髪だった。

96年1月、彼女と結婚した。妻は、僕の手洗いが病的に長く、不安を抱えていることは承知のうえで、結婚してくれた。

だが、現実は甘くなかった。流しの水が出ている音に、妻が拒否反応を起こし始めたのだ。「もう耐えられない」と感じた妻は、結婚から数カ月しか経っていないころ、「一度、精神科のクリニックに行ってみたら?」と持ちかけてきた。友人から、評判の良い精神科クリニックを紹介してもらっていた。

抵抗はあったが、このままでは妻も僕もつらい。思い切って行くことにした。

いまでも忘れない。名古屋市内のビルに入る精神科クリニックに、妻と一緒に行った。待合室には、患者さんたちが下を向いたまま、無言で座っていた。風邪などで訪れる内科のクリニックとは少し違う雰囲気に感じられた。いまは明るい感じのメンタルクリニックが増えているが、当時は僕にも「偏見」があったのかも知れない。

「俺は、おかしくなってしまったのか……」。正直、そう感じた。29歳のときだった。

◎妻の一言

私がいないと、この人はダメかも

出会ったころから、よく手を洗う人だとは思っていました。いつもキッチンで手を洗っていました。洗濯の回数が異常に多いことも、気になりました。

交際し始め、東京ディズニーランドにデートに行った帰り道のことです。新宿のビルの展望台にのぼったのですが、「ちょっとトイレに行ってくる」と言ったきり、40分ぐらい帰ってきませんでした。ずっと、手を洗い続けていたのです。

結婚は考えられないと思っていましたが、「私がいないと、この人はダメかもしれない」とも思いました。

ただ、振り返ると、当時は夫のことを半分も理解していませんでした。この病気の実態は、一緒に生活するなかでしか見えてこない。結婚後、それを思い知らされることになりました。

（聞き手・武田耕太）

●強迫性障害とは

強迫観念から強迫行為を繰り返す精神疾患。有病率は、欧米と同様に全人口の１～２％とされる。うつ病よりは低いが統合失調症よりは高い。

強迫観念や強迫行為の内容は、様々である。多いのが、汚れが気になって長時間手洗いなどをする「洗浄・汚染」、戸締まりやガスの元栓などが気になって確認を何度もする「確認」だ。

ほかにも、物が左右対称に置かれていないと気が済まない「対称性へのこだわり」、小児性愛や近親姦《かん》などタブーとされることにとらわれる「タブーとされる思考」、車に乗ってだれかをひいてしまったのではないかと気になって引き返すといった「加害」などがある。

だれでも、こうした性質は多少は持っていることが多いが、それが日常生活に大きく支障が出るかが、病気かどうかの判断の分かれ目となる。

以前は、「強迫神経症」という名称だった。現在は、「強迫症」とも呼ばれる。英語では

「Obsessive-Compulsive Disorder」、略して「ＯＣＤ」といわれる。著名人では、サッカー選手で元イングランド代表のデビッド・ベッカムさんが、この病気であることを告白した。

ＷＨＯ（世界保健機関）の１９９０年代の調査では、先進国での「人々を最も長時間にわたって苦しめる問題」の10位に位置づけられた。

第２章　精神科クリニックへの通院

覚えているのは、木の絵だったということだ。絵を描くのは中学生以来だったかもしれない。とても人様に見せられるようなものではなかったが、目の前の若い女性臨床心理士は、温かく見守ってくれた。

　１９９６年春ごろ、初めて受診した名古屋市の精神科クリニックのカウンセリンググループ。１時間ほどかけて、自分の症状や家族構成、仕事の内容を聞かれた。絵を描かされたのもそのときだった。

　自分の症状を他人に話すのは初めてで、かなり緊張していた。でも心理士は話しやすい雰囲気で、自然と自分のことを話せた。そこで思い切って尋ねてみた。「強迫神経症（強迫性障害）じゃないかと思うんですが……」

そう聞いたのには訳があった。あるとき実家の本棚に「強迫神経症」というタイトルの本を見つけた。「なんか仰々しい病名だな」。そう思いながら、ページをめくり、驚いた。僕の状態と同じだったのだ。

「不潔なことが気になって手を洗うのがやめられない」「他人と触れ合うのが怖くて、外に出られない」「ごみ収集車が横を通っただけで、汚れた感覚になってしまう」……。

僕は強迫神経症かもしれない。精神科を受診したのは、そんな思いが強くなったころでもあった。

心理士との面接の後、50代ぐらいの男性精神科医の診察を受けた。妻も同席した。そこで正式に、「あなたは強迫神経症ですね」との診断を受けた。

「病気かもしれない」とは思っていた。しかし、はっきり宣告されるのはショックだった。「自分は精神病なのか」。当時は心の病に対する偏見が、自分のなかにもあった。

抗うつ薬と抗不安薬を処方された。薬に抵抗はあったが、「これで少しでも楽になれば」と思い、のんでみることにした。「三環系《さんかんけい》」という古いタイプの薬で、眠気や口の渇きなどの副作用が強かった。

それでも、薬をのみ始めてから数週間後、妻から「表情が明るくなってきたね」と言われた。自分でも「気になる度合い」が少なくなったように感じた。

当時子どもはおらず、薬の将来的な影響が心配だったが、主治医から「それは心配ないです」と言われた。

診療は、月1回ほどのペースだった。医師は、話をじっくり聴いてくれた。僕は、最近気になったことを、何でも話した。

「こないだ道端で立ちションをしている男性のそばを通って、『自分にかかったかもしれない』と気になって仕方がない」

「職場の同僚の指があかぎれしていて、彼が触った大刷り（ゲラ）に触れた後、手を洗いに行ってしまった」

主治医は、そんなときどういう気持ちの持ち方をすればいいのか、などをアドバイスしてくれた。

「上のほうから、自分自身を客観的にユーモラスに見て、『佐藤さん、またばかなことをやっているねえ。もうやめてみたら』と言ってみて」などの助言を受けた。

実際にやってみたが、なかなかそれで不安が収まることはなかった。また「この病気の人は自己規制が強いので、喜怒哀楽をもっと出していい。会社の愚痴をどんどん奥さんに言って」とも言われた。

話しやすい先生だった。仕事の話もいろいろ聞いてくれた。

当時の手帳には、箇条書きにして、いろいろ書いてある。

「三越のトイレの横で、(隣の人の)小便はねた。つばを吐いたのがはねた」「同僚のあかぎれが気になる」「何かあると、次々気になることが出てくる」「最近、頭がボーッとして息苦しくなってくる」「怖い夢をよく見る。いとこが死んだり、毒蛇においかけられたり」……。

こうしたことを一つ一つ先生に聞いていった。

先生は、それらの話を聞いて、こう言った。「神経症の人の気にすることは絶対大丈夫なものばかり。血液がついたからって、どうってことない。時間の浪費ですよ」

もちろん、それはわかっているのだが……。なかなか、それで気にならなくなる、ということはなかった。

妻は、診療に必ず同席した。当時僕たちは、結婚して数カ月しかたっていなかった。それなのに、いわゆる「ルンルン」した新婚夫婦とは全く違っていた。

家では手洗いばかりしているし、外に買い物に行っても、人混みがダメなので、隅っこで待っているだけ。そして月1回は一緒に精神科につき合う。

診療の帰り、地下鉄の駅で妻とけんかになったことがある。通院しても目に見える改善がなく、僕が「もう治療をやめたい」といった感じのことを言ったのだと思う。

妻は怒ってこう言った。「じゃあ、このままでいいの？」


当時の夫婦のやりとりを記録したノートが残っている。結婚して間もないころだ。

僕は夜勤が多く、日勤の妻とすれ違いが多かったので、交換日記のような形で日々の出来事やお互いの思いをつづっていた。

僕「昨晩はゆーつな気分だった」

妻「ゆううつといっても、外出してストレスを発散させるというか、違う空気をすうのもいいんじゃないの？……がんばって妖怪『強迫星人』をたおそう!!　2人でがんばろ!!」

妻が「病院（精神科クリニック）へ行くように」と促す記述も多い。

「明日、病院へ行って来てよ！　こわい夢を見る、ということを話して、薬をもらっておいたほうがいいと思う。当分仕事で病院へ行けないから、薬が切れるよ」

妻は常に励ましてくれた。

「30秒手洗い、がんばってますか？　とにかくせっけんは、帰ったとき、食事、トイレのときのみですよ。あとは30秒で。回数は言わないから……絶対30秒でがんばってよ。それだけはぜったいにまもって!!　おねがい、がんばってください」

妻が行き場のない思いをつづった記述も多い。

「諸悪の根源の『強迫神経症』ですが、最近イライラに重ねてひどくなったのでは……。さとちゃん（僕のこと）は、仕事と治療を両立させようと思っているのかもしれませんが、仕事に重点をおこうとするほど、ひどくなるのではないでしょうか？」

「いつもケンカばかりで、精神的にダメージが大きいです。やはりまず治療を優先させて下さい。……今のままでは（仕事と治療とどっちつかずの状態）、2人ともダメになってしまうよ。ねぇ、お願いだから、もっとがんばって治そう」

「私はどうしたらいいの？　どうすればいいの？　自分自身の身の置き方がわかりません。いろいろ考えたけど、100％全てを受け止めることもできないし、気持ちの幅もありません。なにか言われて怒鳴られて、自分の思い通りにならないとすぐ怒って。……2

人で大切に幸せな家庭を作りたいと思っています。ひとりよがりでしょうか？　こんなことを考える私はバカでしょうか？」

夫婦生活の始まりはひどいものだった。

◎妻の一言

このままでは自分がおかしくなる

結婚して一緒に生活し始め、「単なる潔癖性ではない」との思いを強くしました。

四六時中、手を洗っていました。新品のせっけんが1回で半分ほどに減っていました。家のなかは常に水が流れる音がしていて、そのうち、私のほうがジャージャーと水の流れる音に恐怖を感じるようになりました。家のなかにいるときは、耳栓をするようになりました。

このままでは自分がおかしくなってしまう。そうなれば、夫を支えることも難しくなる。家族としてどうしたらいいのか、対処法を私自身も知りたいと思い、夫に受診をすすめ、ついていきました。病名がついて安心した気持ちもありました。

通院が始まり、少しよくなったと感じた時期もありましたが、強い手応えを感じられるところまではいきませんでした。

（聞き手・武田耕太）

●強迫性障害の治療法

強迫性障害の原因は、はっきりわかっていないが、脳の神経伝達が関係していると考えられている。発症には、ストレスや生活環境の変化が関係していることが多いという。

強迫性障害に詳しい堀越勝・国立精神・神経医療研究センター認知行動療法センター長（現・特命部長）によると、薬物療法や認知行動療法のほか、精神分析的精神療法などがある。

薬物療法は、主に抗うつ薬を使う。認知行動療法の中でよく使われるのは「曝露《ばくろ》反応妨害法（ＥＲＰ）」という方法。患者が恐れている状況にあえて自分をさらし（曝露）、その後不安を打ち消すために行っていた強迫行為をできるだけしない（反応妨害）ようにする。強迫行為をしなくても時間とともに不安が減ることを実感し、改善につなげる治療法だ。

たとえば、トイレの便器に触った後、手を洗わずにいて、時間の経過ごとに、不安の度合いを数字で示し、徐々に下がってくることを学習する。

当事者が症状を隠してしまうことも多く、発症してから医療機関を受診するまでに、平均で10年以上かかった、という海外の報告もある。

第3章 森田療法との出会い

精神科クリニックへの通院は続けていた。

だが、手洗いやシャワーの時間は、相変わらず長いと1～2時間、という日々だった。

外出時も、同僚や他人とすれ違うたびに、僕は「汚いものがついたかもしれない」と気になっていた。

友人も「こいつはやばい」と思うようになっていた。あるとき、会社の友人が遊びに来た。ちょうど僕も外から帰ってきたタイミングだったので、シャワーを浴びないといけない。確か、3～4時間ぐらい浴びていたと思う。シャワーから出たら、ちょうど友人が帰るところだった。ちょっとびっくりした表情を浮かべていたのを覚えている。妻が友人と話している間、僕はずっとシャワーを浴びていたのである。

1996年8月、そんな僕を心配する実家の父から、速達が届いた。封を開けると、「森田療法」という神経症（不安障害）の治療法について書かれていた。「自助グループが全国にあるようなので、行ってみたらどうか」という内容だった。

森田療法という言葉については、父の本棚で関連書籍を見たことがあったので知っていた。「何か役立つかもしれない」と思い、自分でも調べてみた。

1920年ごろ、精神科医の森田正馬が神経症患者のために創始した日本独自の精神療法だという。不快な感情を「あるがまま」に受け入れ、日常なすべきことを目的本位に実践して症状を乗り越える――。そんな治療法らしいことはわかった。

後になってだが、森田療法は、中国や欧米の一部でも取り入れられていることを知った。学会もあり、定期的に国際学会を開いている。

すぐには理解できなかったが、何よりも、基本的に薬を使わない、という点に魅力を感じた。当時、薬をのみ続けることに漠然とした不安があったからだ。

主治医に「大丈夫」と言われても子どもへの影響が心配だったし、「薬漬けの精神医療」といった報道も目にしていた。「薬なしでも、強迫神経症は治るんだ」と思うと、明るい気持ちになれた。

父が教えてくれた自助グループ「生活の発見会」（https://hakkenkai.jp/）では、全国各地で体験者による「集談会」という交流・学習会があった。ただ何となく「どんな人たちが集まっているのだろう」という不安があり、実際に行く踏ん切りがつかなかった。

年が明けて１９９７年になった。しばらくして、妻が長女を妊娠していることがわかった。「父親としてしっかりしないといけない」という思いが芽生えたからなのだろう。このころ住んでいた名古屋市の集談会に、妻と思い切って顔を出した。97年の6月だった。会場は、名古屋市近郊の生涯学習センターだった。参加者は20人ぐらいで、男性がやや多かった。年代は幅広く、30代ぐらいの女性が司会を務めていた。

多くは対人恐怖症の人だった。最初、参加者がそれぞれ体験を発表する。「人の目が気になって外に出られない」「人と視線を合わせられない」……。

僕の番になり、ドキドキしながら話した。「周りのものが汚く見えて、手洗いが1時間以上になることもある。何とかしたい、という思いでここに来た」。みんな、うなずいて聞いてくれた。「大変なのは自分だけじゃない」。気持ちが少しずつ楽になっていくのを感じた。

当事者に話を聞いてもらうのは初めてだった。医師や専門家に比べ、共感してくれている感覚がより深く伝わってきて、ずいぶん心が楽になった。腹の底から希望が湧いてくるのを感じた。

集談会には、ほぼ毎月参加した。みんなに会うことで、自分も頑張ろう、という勇気が出た。経験者だからこその的確な助言をしてくれた。

特に覚えているのは、集談会の運営にも関わっていたSさんの言葉だった。以前、吃音の症状を抱えていたそうだが、森田療法で克服したという。僕が出会ったときは、大勢の前で堂々とあいさつをされていて、全くその面影はみえなかった。

一番最初の集談会で、たまたま隣に座ったSさんは、緊張する僕と妻に、笑顔で「大丈夫ですよ。ここに通えば絶対に良くなりますから」と話しかけてくれた。

その後も、多くの助言をくれた。

「洗面所に時計を置き、まずは『30分』と決めて、後ろ髪をひかれる思いでやめて、次の行動に移りましょう。成功体験を積み重ねていけば、必ず変わりますから」

「不潔なことを気になりながらでも、仕事ができた事実を評価しましょう」

説得力があり、温かい言葉だった。

できるときもできないときもあったが、一歩進む支えとなる言葉になった。その後、Ｓさんは亡くなったと聞いたが、彼の言葉は、いまも僕のなかに生き続けている。

集談会の仲間とは、時々酒を飲みに行くこともあった。そういう席で、いろいろしゃべれると気持ちが楽になった。

そしてしばらくたったとき、静岡県浜松市の一泊集談会に出るチャンスがあった。基調講演に、森田療法で病気を克服した岡本常男さん（故人、元ニチイ副社長）がいらっしゃった。岡本さんは「胃腸神経症」を森田療法で克服したことをきっかけに、私財を投じ「メンタルヘルス岡本記念財団」を設立した人だ。

一泊二日で、生活の発見会の仲間たちと森田療法の理論について深く学んだ。夜は、飲み会やカラオケで懇親を深めた。

その岡本さんに「佐藤さんは、精神科医になったほうがいいのではないか。ご自身の経験を生かし、とてもいい精神科医になれると思う」とアドバイスされた。あまり深くは聞かなかったが、その言葉が、いまも印象に残っている。

妻は、森田療法の自助グループ「集談会」にも、ほぼ毎回同席してくれた。
その「教え」をノートにきれいにまとめてくれた。
（以下、森田療法に関するノートから）

「生への欲望、死への恐怖」〈人間は生への欲望が強い生きもの〉

生への欲望が強いと…

↓

生きることを妨げるものを忌み、嫌う

↓

それから身を守ろうとする心理が働く（＝死への恐怖）

〈死を恐れ、病気を不安に思い、不快を気にすることは人間共通の心理〉

◎普通の人は不快な気分になっても、「それはそれ」として日常の忙しい生活に埋没、やらなければいけない雑事を次々とこなす。知らない間に不快な気分は消える。
☆わかれみちは不快な気分に執着する or しない
◎神経質な性格の人が不快気分にとらわれるのは、多くが完全欲において強く、きまじめだから。

ところで、集談会に通い始めたころ、僕は一つの判断ミスをしていた。それは精神科クリニックへの通院をやめてしまったことだ。

森田療法による改善に手応えを感じていたことに加え、抗うつ薬をのみ続けることに抵抗があったからだ。クリニックに通ったのは、結局1年に満たなかったと思う。

このとき薬をのみ続けていれば、違った経過になったのでは、といまでは思う。

名古屋時代に、実は「夢分析」という精神分析的な療法も試していた。毎晩見る夢をノートに書きとめ、それをもとにカウンセリングする手法である。しかし、これもいま一つ効果がはっきりせず、途中でやめてしまった。森田療法だけでなく、いろいろ試してみよう、とやる気になっていた。

ちょうどこのころ、妻の妊娠がわかった。初めての子どもで、僕も「病気を早く治さないと」という思いになっていたのかもしれない。

そして98年の初めごろ。森田療法専門の精神科医の診療を妻と受けた。高齢の男性医師が夫婦別々に約1時間ずつ、話を聴いてくれた。帰り道、妻と「いい先生が見つかってよかったね」と話した。希望が見えてくる感じがした。

森田療法の集談会に通い始めて約8カ月。良い精神科医も見つかり、仲間に支えられながら、階段を一歩一歩上っているつもりになっていたころ、会社で異動を伝えられた。異動先は東京本社。初めての東京勤務だった。

希望と同時に、新たなプレッシャーや不安が、心のなかに芽生え始めていた。

◎妻の一言

先が見えず、とても難しい病気

家にいると、けんかは絶えませんでした。

手洗いには夫なりの「工程」がありました。せっけんで手を洗い始めるところから、水で流してタオルで手を拭くまで。この間、話しかけてはいけません。

「ねえ、ご飯どうする？」などと話しかけると、「なんで止めるんだ！　せっかくうまくいっていたのに！」と怒鳴られます。

そして最初からまた手洗いのやり直し。そうやって延々と手洗いの時間が続きました。

集談会でそれぞれに困っている話を聞き、「大変なのは、うちだけじゃないんだ」という気持ちになりました。

この病気は人に説明しづらいところがあります。私は隠していませんでしたが、周囲に話しても「なにそれ？　なんで？」という感じで、なかなか理解してもらうのが難しい。

集談会では、離婚したり家族に見放されたりしたと話す人も多かった。どこに終わりがあるのか。先が見えず、とても難しい病気だと感じます。

（聞き手・武田耕太）

●森田療法とは

1920年ごろ、精神科医で東京慈恵会医科大学教授の森田正馬が、自宅に患者を生活させるなどしながら、療法を確立した。

もともとは入院治療が基本で、最初の1週間は、ベッドに寝たままで原則何もしない「絶対臥褥《ぜったいがじょく》」を行う。「死の恐怖」「不安」の裏返しである「生の欲望」を強めるためだ。

コインの裏表で考えるとわかりやすい。森田療法では「病気や死が怖い」ということは、「健康により良く生きたい」という思いが強いと解釈し、後者を生かそうと考えるわけだ。不安や症状を取り除こうとはしないのが特徴だ。絶対臥褥の後は、動植物の世話など様々な作業をしながら、最終的に社会復帰を目指す。

ただ、現在は森田療法の入院施設は少なくなっており、通院で行うところが多い。またこの療法は、その人のもともとの性格などにより、合う合わないがあるという。

公益財団法人「メンタルヘルス岡本記念財団」のホームページ（https://www.mental-health.org）が参考になる。

第4章 「漢字に分度器」の中学時代

僕は中学生のとき、漢字の書き取りの際に分度器を使っていた。漢字の角度を測るためだ。

参考書には、きれいに赤線でラインを引かないと気が済まない。少しでも曲がったり、斜めになったりすると、修正液で消して書き直した。

つまり、僕の強迫性障害の症状は、中学生のときには出ていたように思う。

夜中、自宅の戸締まりを何度も確認する。「おなかが痛い。盲腸かもしれない」と思い、病院に行き、検査で「異常がない」と言われても、確信が持てず何カ所も回った。

英語の文法にも異常なこだわりがあった。

「何で、このときは定冠詞がつくのか?」

「この前置詞は、なぜ at じゃなくて、in なんだ？」

NHKのラジオ講座に、頻繁に質問のはがきを出して、回答者を困らせてしまった。

母が通っていたカルチャースクールの英語の先生にも、僕の疑問を代わりに聞いてもらった。その先生は「お子さん、大丈夫ですか？」とかなり心配していたという。

ところが、高校時代は、あまり気になることがなくなった。空手部に所属したのが、良かったのかもしれない。当時は、裸足で稽古をして、そのまま家に入っても、何とも思わなかった。いま思えば、信じられない。裸足でトイレに行って、そのまま道場に戻り、家に帰った。いまでは考えられないが、当時はそれができた。

洗濯しない道着を何日着ても、全く大丈夫だった。空手で大きな声を出し、体を思い切り動かし、気持ちを発散できたことがよかったのかもしれない。

それなのに。

大学4年のとき、アメリカに留学したことがきっかけで、また気になりだす。

アメリカ人のルームメイトと一緒に寮生活をしていたのだが、彼がトイレに行っても全く手を洗わなかった。その手で部屋中のものを触るから、気になって仕方なかった。食事の前も手を洗う習慣がない。いまはコロナ禍を経て変わってきているのだろうが。

困ったのは、「大きいほう」をしたあとでも、全く手を洗わないことだった。その手で平気で部屋の本やドアのノブなども触るので、参ってしまった。

僕は「自衛策」として、洗面所の蛇口に、ティッシュを巻いて使うようになった。部屋のテーブルや家具も、ルームメイトが触っているのを見ると、あとでこっそりぞうきんで拭くようになった。


日本に帰国後も、その影響は残った。

スーパーなどに行き、アメリカからの輸入商品などがあると、「トイレで手を洗わない人たちが触っているかも」と妄想が膨らみ、気持ち悪くて触れなくなってしまった。

そのうち「外国人全員が汚い」という強迫観念にとらわれるようになり、外国人と握手したときは、あとでこっそり手を洗った。

アメリカ留学が、就職後の強迫性障害の「再発」につながったことは間違いないだろう。

家庭環境も、関係していたかもしれない。母は、潔癖性だった。小さいころから手を何度も洗わされた。缶ジュースを買うと、必ず口のところをティッシュで拭いた。友達が家に遊びに来ると、全員靴下を脱がせ、風呂場で足を洗わせることもあった。

一方、父は正反対の性格で、そういうことは全く気にしなかったので、少し救われた面はあったかもしれない。


僕は3人きょうだいの末っ子で、姉と10歳、兄と7歳年が離れている。

姉と兄が、激しく母と父に反抗しているのを間近で見て、「いい子でいないと」と無意識に自分を抑えていた。そのせいかわからないが、僕は幼稚園から小学校低学年まで、教室で全くしゃべらなかった。

担任の先生に指され、「佐藤さん！」と何度言われても、言葉を発せなかった。周りのみんなは、「佐藤はしゃべれない」と思っていたようだ。

だが、家に帰ると、そのたまった分をしゃべりまくった。幸い学校は嫌いではなかった。いわゆる「場面緘黙《かんもく》」だった。場面緘黙とは、自宅などでは普通にしゃべるのに、学校など特定の場で、全くしゃべれなくなってしまう障害のことだ。

唯一いた友達と、小学3年で一緒になって、そこから教室でも急にしゃべるようになった。

かえって授業中おしゃべりをして、立たされたりする「悪い子」になってしまった。

僕にはもともと強迫性障害の素因があり、本当の自分を出せずに育ち、米国留学での経験や社会に出たストレスから発症したのでは——。クリニックの医師や心理士の話を総合すると、そんな見立てが成り立つ。

だが、森田療法の自助グループに通い始め、精神科医の診療を受けても、そんな客観視はできなかった。

当時、僕はまだまだ「渦中」にいた。

◎妻の一言

夫婦は他人、だから伴走できる

もうダメだ。これ以上一緒に生活なんてできない。そう思うことは何度もありました。

そんなとき、患者だけでなく家族のカウンセリングをしてくれる病院があり、私も受けることになりました。

「血のつながった親子ではなく、もとは他人である夫婦だからこそできることがある。

奥さんだったら、良くすることができるかもしれませんね」

カウンセリングのなかで、言われたこの言葉が、私にとって転機になりました。

子どもに対する親の愛情は絶対的なところもあり、強い気持ちで接するのが難しいことも多い。でも夫婦はもともと他人。だからこそ適度な距離を保ち、ときに突き放しつつ、伴走することができるかもしれない。夫との新たな関係を、私がこれからつくればいいのかもしれない――。

当時の私にはストンと胸に落ち、光がさした気がしました。

もちろん、それですべてが解決するほど甘くもないし、きれいごとで済む話でもありません。ただ、あのときのカウンセリングの言葉は、自分を奮い立たせるきっかけになりました。

（聞き手・武田耕太）

●強迫性障害が発症しやすい年齢

強迫性障害は、比較的10～20代に発症することが多い。幼児期に発症することもあるという。

強迫性障害に詳しい国立精神・神経医療研究センターの蟹江絢子医師（現・東大病院）に

よると、妊娠や出産をきっかけに、発症することも少なくないという。

「赤ちゃんを床に落としてしまうのではないか」という強迫観念にとらわれたり、「車で子どもが後ろの座席に乗っているかどうか不安で、四六時中確認する」などの強迫行為に悩まされたりするケースなどだ。

蟹江医師は「もともと神経質、完璧主義の性格の人が、妊娠・出産を経験するなかで、『赤ちゃんを守らなければ』と不安が強まり、発症することがある」と話す。

第5章 東京への転勤で悪化

1998年4月、東京本社のビルを見上げたときの気持ちは、いまでも覚えている。僕は入社8年目で、初めての東京勤務。学芸部という部署で、当時の家庭面の担当になった。「頑張らないと」という自分のなかのプレッシャーは強かった。

異動は僕の希望だった。名古屋時代の上司に自分の病気のことを告白し、「東京学芸部で『心の問題』について取材したい」と伝えていた。上司はとても温厚で、「この人ならわかってくれる」と考え、思い切って話したのが良かった。

ただ「心の問題」といっても、取材テーマはまだ漠然としていた。

そんなとき、妻がたまたまテレビのニュースで、「企業のメンタルヘルス対策」について目にした。帰宅した僕に、そのことを告げ、「重要なテーマだし、経験も生かせるんじゃない？」と助言をくれた。

早速、企業や精神科医、カウンセラーらに取材を申し込んだ。異動して数カ月後、先進的な企業のメンタルヘルス対策などを記事にまとめた。読者からの反響もあり、これをきっかけにテレビ出演することにもなった。

98年は、ちょうど自殺者が中高年男性を中心に急増し、3万人を超えた年だ。リストラやパワハラなどによるうつ病や自殺の増加、過労死や過労自殺の実態など、取材テーマは広がっていった。

99年に掲載した連載では、働き過ぎで命を絶った方の遺族たちに取材を重ねた。5～6時間ほどかけて、話を聴くこともあった。

仕事は充実していたが、自分が経験者ということもあり、取材対象者に共感し過ぎてしまうところがあった。

共感することで、深い記事を書ける面もあったと思う。だが、僕自身のメンタルヘルスを悪化させる一因になったことは否めない。

同僚からも「最近、顔色が悪いよ」と言われた。妻も、メンタルヘルス対策の取材は後押ししてくれたが、うつ病患者や遺族の内面に深く関わった取材は負担が大きいと、反対していた。

外出することや会社に行くことが、かなり苦痛になってきた。少し収まっていた手洗いの時間も、ひどいときは2時間、シャワー4時間のときもあった。

手洗いもシャワーも、同じところを何回も洗わないと気が済まなかった。手は洗いすぎで、せっけんで白っぽくなってきた。

ズボンを1回はいただけで洗濯することも多かった。外では、不特定多数の人が使う駅のトイレなどは使えず、わざわざきれいそうなホテルなどのトイレを探した。「非常時」のため、おむつもするようになった。強迫性障害のせいかわからないのだが、尿意や便意のコントロールもできなくなってきた。我慢していても、ふとした拍子に「おもらし」をしてしまうのである。

こんな「事件」もあった。会社に行って、小便をもらしてしまい、ズボンがびちょびちょになった。やむなく妻に電話し、新しいおむつを近くのホテルまで持ってきてもらい、トイレで着替えた。

こんな日々が続き、家に引きこもる日も増えていった。ひどいときは「取材」と言って3日連続で家に引きこもることもあった。家の中にいても、「玄関の靴が汚い」と感じ、玄関のほうに近づくことすらできなくなった。

いまだから言えるが、会社からポケベルが鳴ると、「いま、小田原にいます」などとウソを言っていたこともある。

特に困ったのは「不潔の連鎖」だった。

「外ではいたズボンが汚い」だけならまだいいが、それを触った手で自宅のドアや壁を触るとすべて「汚染」されてしまう。自宅のなかが次々と汚染されていった。

当時、長女は1～2歳。だが外で一緒に遊ぶことは、全くできなかった。子どもなので、地面など、いわゆる「汚いところ」を触る。そうなると、手をつなぐことや抱っこもできない。

外出は妻と長女だけ、ということが多くなった。妻の妹の夫が長女と遊び、父親代わりをしてくれた。

本当に申し訳ないことをしたが、当時はそう思う余裕すらなかった。「とにかくこの状況から脱出したい」という思いしかなかった。

東京でも、森田療法専門の精神科クリニックに通っていた。妻と一緒に2週間に1回ほど通い、話を聴いてもらった。

当時学んだ大切なキーワードが「6割主義」だ。強迫性障害の患者は完全主義者が多い。僕の場合、「100%きれいにしよう」という思いが症状を生んでいた。そこを「6割ぐらいきれいになればいいや」と発想を切り替える。

例えば「直接汚いものについたかも」というズボンは洗濯するにしても、そのズボンに触れたバッグはそのまま使い続ける、といった具合だ。なかなか実行は難しかったが、意識だけでもするようにした。

「引きこもり」については、「『会社の建物を見て帰ってくるだけ』でもいいから、行動を全くゼロにしないように。この苦しい時期に頑張るか頑張らないかで、下り坂を転げ落ちるかどうかが決まる」と言われていた。

「1歩でも2歩でもいいから、1ミリでもいいから、とにかく外に出よう」と言い聞かせて頑張った。

だが、症状は消えなかった。

そのころ強くなったのが、「家族の巻き込み」といわれる状態だった。気になることがあると、妻に何十回も確認した。

あるとき、出勤途中の駅で「つばを踏んだかもしれない」と思い、会社にいてもずっと気になって仕方なくなった。我慢できず妻に連絡し、本当につばがあるのか、駅まで見てきてもらった。

当時の「日記」を見ると、よく仕事をやっていたな、と自分自身に感心してしまう。99年7月のことだ。下記に日記から引用しながら、述べる。

「19日に会社で大便をもらしてしまい、その処理のため、夜の取材に遅刻してしまった。20日は朝から（神奈川県の）海老名で取材。その帰りの電車で取材を仲介してくれた人の足がズボンに当たりそうになるのが、ずっと気になった」

「この日は16時から会社で夜勤だった。ところが、15時半ごろ、地下鉄築地駅のあたり

郵便はがき

料金受取人払郵便

杉並南局承認

1825

差出有効期間
2024年11月
30日まで

(切手をお貼りになる必要はございません)

168-8790

(受取人)
東京都杉並区
上高井戸1―2―5

星和書店
愛読者カード係行

ご住所(a.ご勤務先　b.ご自宅)
〒

(フリガナ)

お名前　(　　)歳

電話　(　　)

★お買い上げいただいた本のタイトル

★本書についてのご意見・ご感想(質問はお控えください)

★今後どのような出版物を期待されますか

ご専門

所属学会

〈e-mail〉

星和書店メールマガジンを
(http://www.seiwa-pb.co.jp/magazine/)
配信してもよろしいでしょうか　(a. 良い　b. 良くない)

図書目録をお送りしても
よろしいでしょうか　(a. 良い　b. 良くない)

で、小便をもらしてしまい、ズボンがびちょびちょになってしまった。16時には着席しなければならず、少しパニックになり、上着を着たまま会社のトイレへ。その上着が便器にくっつき、パニックに」

「会社に着いたら着いたで、急にデスク（上司）から『歌舞伎俳優の○○○○の結婚記者会見に行ってくれ』との指示。気になる上着を着て、やむなく記者会見場に。『よりによってなんでこんなときに』と納得できない思いだった」

小便でびちょびちょに濡れたズボンで、臭いはしなかったのか、いま考えても背筋が凍る思いがする。

「会社に帰っても上着を触った手でパソコンや資料を触り、もう半分ヤケになる」

「家に帰っても上着やズボンを置いた床を妻や娘が歩いたからと大げんかに。一時は妻が実家に帰る、と言い出す」

「妻に『こうした体験をもっと前向きにとらえねばいけない。あなたは〝ああしなけりゃ、よかった〟といつも後悔している。こういう試練を乗り越えた自分をほめてやりなさい』と言われ、少し気が楽になる」

「今回は、『きれい・汚い』のこと以外にも、２日連続で大便・小便をもらしたという精神的なショックが追い打ちをかけた」

改めて日記を読み返してみると、よくこの状況で仕事をしていたと思う。まさに、自分で自分をほめてやりたい、という思いがある。

このころ、こんな事件もあった。

自宅からバスで15分ほどの中華料理店で、長女の1歳の誕生日を祝っていた。店のトイレを使った後、「ズボンが便器についたかもしれない」とパニックになってしまった。妻から「しっかりしなさい」とビンタをくらった。「もう、薬を飲まないと離婚する」と宣告された。

いま考えると、長女には本当に申し訳ないことをしたと思う。小さいころは、手をつなぐことさえできず、ほとんど外では遊べなかった。

数日後、クリニックに行き、再び抗うつ薬を処方してもらい、服用を始めた。

幸い副作用の少ないＳＳＲＩ（選択的セロトニン再取り込み阻害薬）というタイプが出ていて、副作用は以前ほどではなかった。数カ月服用を続けたが、症状にあまり変化はなかった。

東京に来て2年弱。「こんな日々が、いつまで続くのだろう。何で自分だけ、こんなに苦しまないといけないのか。昔みたいに、『普通』に戻りたい」。心の底から、そう思った。

◎妻の一言

何かにとりつかれた感じ

東京に転勤になってからが、もっとも症状のひどい時期でした。

帰宅すると、玄関から浴室まで新聞紙を広げ、その上でないと歩けなくなりました。私たちにも手を洗うように要求するようになりました。

実際には洗わず、台所の蛇口を開いて水を流して「洗ったよ」などと答えて、やり過ごしていました。そうやってうそをつかないと、家の中がまわっていかないのです。

うつの取材を始めると、みるみる状態が悪くなりました。「もう、取材はやめたら?」と何度も言いましたが、取材に入れ込みすぎて、何かにとりつかれたような感じでした。

長女の1歳の誕生日のときのことはよく覚えています。バスで帰宅した後、おつりを道に投げつけ、家に戻ると靴箱を蹴ってわめきました。

「なんで俺ばかり、こんなことになるんだ！」。自分の心もコントロールできなくなっているんだ、と思いました。目を覚ましてほしくて頬を張り、「しっかりしてよ！」と叫びました。

夫は我に返ったのか「ごめん……」と言い、その後はしばらくだまっていました。後にも先にも、手をあげたのはあの1回だけです。

（聞き手・武田耕太）

●周囲の巻き込み

強迫性障害の特徴の一つが、家族ら周囲の人たちの「巻き込み」だ。

不潔タイプの場合、「本人が汚いという場所を、家族が代わりに掃除する」「本人の要求に従って、帰宅した際に、家族も着替えたり手を洗ったりする」などがある。

また、戸締まりなどの確認行為に家族らをつきあわせ、「大丈夫だよね？」と何度も確認するケースもある。

本人は一時的に安心を得られるが、次に同じような場面に出会うと、また強迫行為をしたくなるという悪循環となり、症状が強化されていく。

第6章 妻の一言で症状改善

週2回の大臣会見、事務次官会見、毎日のようにあるレクチャーや投げ込み（いわゆる「プレスリリース」）……。２０００年春、僕は当時の環境庁担当になっていた。

それまでは「遊軍」といって自分でテーマを見つける取材だったが、省庁担当は少し勝手が違う。

例えば、アメリカが温暖化防止の「京都議定書」を離脱というニュースが入ると、関係部署を走り回る。起きる事態に合わせて、とにかく反応していく。地球温暖化やごみ問題、野生生物の保護など、様々な環境問題を追った。

これが結果的に、いい方向につながったようだった。

まず「メンタルヘルス」というテーマを離れたことが良かった。また朝から夜まで忙しく、様々な出来事に対応するなかで、「きれい・汚い」を、いつの間にか忘れていることもあった。

もう一つ、大切なことがあった。妻があえて「鬼嫁」に徹したことだ。

僕が「今日は怖いから、外に出たくない」とふとんから出ようとしなかったとき。ふとんを引っぺがして、「とにかく駅まででもいいから、外に出なさい」と追い出してくれた。「何てひどい妻だ」と思ったこともある。だがいま振り返ると、これが回復への道筋をつけてくれたのだと思う。

そして00年前後のことだったと思う。僕が出社するとき、自宅玄関で彼女が発した一言で、事態が大きく前進する。

「家に帰ったら服を脱いできれいにすればいいんだから、外では『汚くなってもいい』ぐらいの気持ちでいたら？」

何気ない一言だったが、心に刺さった。

それまでは「外でも、絶対に『汚いところ』につかないように」と、気を張ったまま歩いていたので、家に帰るとヘトヘトだった。でも「家に帰ってズボンや上着は脱ぐわけだから、外では汚くてもいいや」ぐらいに開き直れると、とても気が楽になった。

強迫性障害の当事者に対する家族の対応は難しい。厳しく接しないといけないこともあるからだ。

患者から「あそこにくっついたから、手を洗って」と言われ、その通りにするのは、あまり好ましくないことが多い。

「行動療法」や「恐怖突入」という、あえて「汚いもの」に近づかないと、良くならないことがある。妻はそれを実行してくれていた。


もう一つ記憶に残る出来事がある。汚い居酒屋などに行けなかったので、ずっと行っていなかった会社の飲み会に、思い切って顔を出してみた。

おむつをしたままだったが、久しぶりに酒を飲んで、たわいもない会話をすることがとても楽しく感じられた。

それまで「きれい・汚い」にのみ、とらわれていた僕の心が、外の楽しいことに向け、開いていくのを実感した。視野が徐々に広がっていった。

自宅近くのクリニックには月１回通い、抗うつ薬と抗不安薬はのみ続けた。飲み会にも、徐々に普通に行けるようになった。

もちろんいろいろ気になることはあるが、うまく流せるようになった。

症状がかなり改善した01年1月14日。休日出勤していた僕に、妻から一通のメールが届いた。妻と3歳だった長女と3人で買い物に行った翌日だった。

「昨日の買い物も本当に楽しかったし、満足しました。今までの私の夢は、家族で楽しく近くのスーパーで買い物をするということでした。もちろん、喧嘩《けんか》もなく、帰りまで何事もなく……」

「昨日は○○（長女の名前）の相手をして遊んでくれたり、○○と手をつないでくれたり、荷物を持ってくれたり、○○をトイレに連れて行くときに代わりにレジに並んでくれたり……。今まで出かけてもすべて自分でやらなくてはいけない上、（僕の）確認につきあわなくてはいけなくて、楽しいというよりは、行くだけで精いっぱいで、私が子供を二人連れて出かけたという感がしました（原文ママ）」

「今回は親子3人で出かけたという感じがして、くどいようだけど、すごく楽しかったです。……ここまでよくなって本当に良かった。去年の今ごろは、まさかこんな生活が訪れるとは思っていなかった。……（これからも）ちょくちょく買い物に連れて行ってね」

僕の病気の回復には、妻の存在抜きに考えられない。もし妻と結婚していなかったら、いまも病気で苦しみ、仕事もできていなかったかもしれない。

このメールは、いまも佐藤家の「宝物」になっている。

◎妻の一言

夫に接する『加減』をつかめるように

環境庁（省）の担当になり、規則正しい生活になったことはよかったと思います。

夫が家に引きこもっていた時期は、私も一緒にいるのが耐えられなくて、夫を家に残し、子どもを連れてあちこち出かけていました。東京ディズニーランド、あらかわ遊園……。楽しいキラキラした場所へ、自然と足が向かいました。

そこから帰ると、夫に「今日は家から出た？」と尋ねます。夫は「出たよ」と答えます。でも、玄関に置いた靴は、私が出かけたときから1ミリも動いていない。うそだとすぐに分かりました。

このままだとダメになってしまう。1歩でも2歩でもいい。外に出なよ、と促しました。次第に夫に接する「加減」をつかめるようになっていたのかもしれません。シーツが破れるぐらいにベッドから引き離そうとしました。前に進むことをいまやめてはいけない、と思いました。

「外に行ったときぐらい汚くなってもいいんじゃない？　その代わり家の中では思い通りにすればいい」。そう夫に伝えたと思います。

家の中で夫の思い通りにされるのは家族にとっては大変なのですが、それでも外に出てほしい。その一心でした。

（聞き手・武田耕太）

●家族の接し方

アークリニック大崎の臨床心理士、中山孝子さんによると、患者と家族の間で、洗浄や確認などに関する一定のルールを決めると良いという。

「周囲の巻き込み」はできるだけ減らしたほうが良い。「ただ、パニック状態のときは話さず、落ち着いたときに話してほしい」と中山さん。

また「こないだはできたのに、今回はだめだったね」などの言い方は避けたほうが良く、

「○○はできているね」といった言い方が良いそうだ。『家族と取り組む強迫性障害克服ワークブック』（星和書店）には、目標を達成したときはご褒美をあげるなど、患者と家族の間の具体的なルール決めについて詳しく書かれている。

第7章　大学で体験を語る

自分の強迫性障害について、親友や親しい同僚以外には話していなかった。恥ずかしいことではないので隠す必要もなかったが、改まって話す機会もなかった。

ただ、生活や仕事の様々な場面で、強迫性障害は外に見えていたのだと思う。

たまたまトイレで一緒になり、手洗いしているところを見た取材先の人から「すごくよく手を洗いますね」と言われたことがある。とっさに僕は「はい、ちょっと潔癖性なもので」と笑ってごまかした。

喫茶店や居酒屋などでトイレが長いと、知人から「大丈夫？」と心配されることもあった。そんなときも、「うん、ちょっとおなかの調子が悪くて」などと、適当にごまかしていた。

こんなこともあった。会社の流し場で手を洗っていたときのこと。女性が湯飲み茶わんなどを洗いにやって来た。

「早くどかないと」という思いはあったが、まだ気持ち悪い感覚があり、洗い続けていた。「まだですか？」。女性が怒った調子で言った。

僕は「病気なんです」と言いたかったが、その勇気がなく、「すみません」と言って洗い続けた。そのときの女性の厳しい視線は、いまも忘れない。

環境庁（省）担当の仕事に慣れてきた2001年ごろから、症状はかなり落ち着いてきた。自宅から遠くないクリニックに定期的に通い、薬はのんでいたが、仕事や私生活も、かなり「普通」に送れるようになっていた。

思いがけない変化が訪れたのは、40歳のときだった。07年、早稲田大学理工学術院の非常勤講師を拝命し、「産業社会のメンタルヘルス」という講義をもつことになった。

取材でお世話になった同大学の加藤諦三名誉教授が、先輩記者と僕とで企画したメンタルヘルス連載「過労社会」に目を留めてくれたのである。「これまでのメンタルヘルス取材の経験を学生たちに話してほしい」と頼まれた。

不安もあったが、めったにないチャンスなので、引き受けさせてもらった。ストレスマネジメントの専門家と産業医と3人で分担することになった。

僕の担当は、90分授業を4～5回。どんな構成にするか悩んだが、やはり自分自身の強迫性障害の体験を話さない、という選択肢はなかった。

メンタルヘルスの取材を始めたのも、自分の病気がきっかけだったし、若い学生たちに「心の病への偏見」を少しでも和らげてほしい、と考えたからだ。


初回の講義。「私の『心の病』体験」と題して、100人ほどの学生を前に話した。かなり緊張したが、自分が強迫性障害になったきっかけ、症状がひどくなったときのこと、森田療法や妻の支えで回復していったことなどを、淡々と話した。

自身の人生哲学にもなった森田療法の「6割主義」という考え方も伝えた。病気を経験してから、いやなことはためずに、家族に愚痴をこぼすようにしている、とも話した。

最後に「出口のないトンネルはない。みなさんも、これからの人生で苦しいことはたくさんあるだろうけど、必ず夜明けは来ます」と締めくくった。

正直言うと、学生たちは無表情で、期待した反応はあまりなかった。「ちょっと重たすぎたかな」と反省した。

ところが講義終了後、学生たちに書いてもらった感想カードを見て、涙が出てきた。「先生ご自身が、病気を経験し、そのことを私たちにお話ししてくださったので、心の病をとても身近に感じることができた」「リアルな感じがして勉強になった。自分が将来壁にぶちあたったら、先生の講義を思い出すと思います」「これから生きていくうえで役に立つ話をたくさん聞けてよかった」……。

「気分が暗くなった」などネガティブな意見もあったが、総じてポジティブな意見が多かった。

あれから10数年。講義は毎年続いている。毎年、初回の講義では自分の病気の体験を話す。

学生が寄ってきて、「自分も似たような症状があるのですが、大丈夫でしょうか?」と質問してくることもある。そんなときはこう答えるようにしている。

「手を洗ったり、鍵を確認したりすることは、人間が安全に生きていくために大切なこと。それが行きすぎて、日常生活や仕事に大きな支障にならなければ、気にすることはないよ」

心の病は経験したが、その経験を学生に話せるようになった。しかも他人の役に立っている、という手応えもあった。

他の人に比べると手洗いの時間はやや長いなど「支障」は少し残っていたが、大きな問題にはなっていなかった。そのままの日常が続いてほしい、と思っていた。

ところが、12年のことだった。横浜に異動することになった。

当時、長女は中学3年、次女が小学校3年。一緒に連れて行きたかったが、家族たちは、地元のさいたま市に友達が多くいたので、単身赴任することに決めた。

だが、いざ単身赴任を始めると、落ち着いていたはずの症状が少しずつ「復活」してきた。

◎妻の一言

> 理解しづらい病気、伝える意味は大きい

大学での講義の話は「ぜひやるべきだ」と賛成しました。

うつ病はだいぶ社会の理解が広がってきましたが、それに比べてもこの病気は理解しづらいところがあります。潔癖性とはどう違うのか、生活に支障があるといっても具体的にどう支障があるのか。知ってもらうきっかけになるし、とくに若い人たちに伝える意味は大きいと思いました。

これから社会に出て、様々な困難に直面するかもしれない人たちです。夫の体験で役立つことがあるならば、ぜひ伝えていくべきだと思いました。

単身赴任生活になることへの不安は、ありました。言葉で表現するのが難しいのですが、1人で暮らすということは、他人に侵食されることがない、ということです。単身赴任生活になれば、夫は「自分の楽園」をつくってしまい、それは病気に良い影響は与えないだろう。そんな不安を感じていました。

（聞き手・武田耕太）

●メンタルヘルス・リテラシーとは

心の不調や精神疾患の予防・早期対応のために必要な兆候や症状、適切な対処法に関する正しい知識をもつこと。心の不調や精神疾患が増え始める思春期の子どもと周りの大人が身につけておくことは、重要だ。

10代からメンタルヘルス・リテラシー教育を行うことは、心の病への偏見を減らす効果もある。2022年度から実施される高校の新学習指導要領では、保健の授業で「精神疾患」について教えることが決まった。

精神疾患を身近な病気ととらえ、自分自身や友人にその兆候があったとき、適切に対処する「メンタルヘルス・リテラシー」は、今後さらに重要になる。

第8章 単身赴任で症状悪化

横浜での仕事が始まった。僕にとって東京本社で仕事をしていたときとの大きな違いは、職住が接近したことだった。これが良くなかった。

というのも、外のトイレが使えなくなってしまったのだ。職場で仕事をしていても、近くの自分のマンションのトイレばかりを使うようになったからだ。

「さっき、ズボンが地面についたんじゃない？」。さいたまの自宅に帰ったときも、妻や娘2人への確認も増えてきた。

「汚い手で触ったかもしれない」という妄想で、もともと気になっていた会社のＩＤカードや自宅洗面所の扉を、極端に避けるようになった。ＩＤカードはティッシュでつかみ、洗面所の扉の前は、体がつかないように「カニ歩き」をして通った。

その扉に、飼っていた猫が体をくっつけたのを見ると、その後は猫を触れなくなり、避けるようになってしまった。

不特定多数の人が使う駅のトイレも使えず、わざわざ近くのホテルのトイレなどに行くことも多かった。おかげで、「横浜駅の近くのホテルのトイレはきれい」などの情報がインプットされていった。横浜駅で催したときは、決まったホテルのトイレに行くようにした。

家族がいる埼玉県内の自宅でも、テレビやエアコンのリモコンが、「汚い手で触ったかも」という妄想で触れず、ティッシュで巻くなどしていた。

2016年春に東京本社のビジネス部門に異動になり、埼玉県の自宅に戻ったが、症状は改善しなかった。妻から「もう一度クリニックに行ったほうがいいんじゃない？」と勧められた。

職場環境もあまり良くなく、症状が少し悪化していた。

そこで、約20年前からお世話になってきた精神科医、田中克俊医師に相談した。

横浜から東京本社に戻って1年半後、17年末のことだ。僕の強迫性障害の治療が行き詰まったときなどは、いつも快く相談にのってくれる存在だ。

本社に入るときはＩＤカードが必要なのだが、触りたくなかったため、毎朝、臨時ＩＤカードを発行してもらっていた。そんな実情を含め、まだ日常生活に一定の制限があることを相談した。

すると「もう1歩、改善できるのではないか」と、東京都内の精神科クリニックを紹介してくれた。「認知行動療法」が得意な精神科医がいるのだという。早速通院することにした。

毎週水曜の夜、16回連続の認知行動療法のプログラムを始めた。まずは、先生による僕の「人生史」の聞き取りだ。どんな幼少時代だったか、親との関係は？　学生時代の過ごし方、会社に入ってから発症するまでの経緯、最近の状況などを聞き取られた。

その後、強迫性障害という病気のメカニズムと治療の考え方についてレクチャーを受けた。きれいにしないといけないという「強迫観念」が、手を洗うという「強迫行為」を繰り返すことで強まる原理などを教えてもらった。なので、治療法としては、その強迫行為を減らすことが大事になる。そして「気持ち悪い」という感覚に慣れるよう訓練していくということだった。

具体的には「曝露《ばくろ》反応妨害法（ＥＲＰ）」という治療法で、自分が「汚い」と思うところを触り、その後、手を洗わないで、不安の度合いが減っていくことを体験的に学習する方法だ。

まず「不安階層表」を作り、１００点満点で自分の不安を数値化した。例えば「駅のトイレを使う」85点、「道路につばが吐かれているのを見る」70点、といった具合だ。場所も、「自宅」「会社」「通勤途中」などと分けた。

そのうちできそうなことから「挑戦」していく。僕の場合、先生と話し合い、「クリニックそばの道路にある電信柱の根元を触る」「クリニックのトイレの床を触る」といったことをして、不安の感覚（点数）が下がっていくことを実感した。

最初は、かなり抵抗があった。でも先生も一緒に道路や床を触ってくれ、「僕も頑張らないと」と、トライすることができた。

もちろん最初は、不安感がマックスだが、確かに徐々にそれが静まってくるのを感じることができた。実際に触ってみると、意外と何とかなるものだった。

クリニックの中だけでは十分でない。「宿題」として、自宅そばの道路や会社のトイレの床を触るなどした。あまり気持ちの良いものではなかったが、徐々に抵抗も少なくなっていった。

それまで「回避」してきた会社のIDカードや自宅洗面所の扉も触るようにした。その結果、両者とも普通に触れるようになった。

これも先生が伴走してくれたおかげだ。もちろん、妻や娘2人の叱咤《しった》激励も心強かった。ただ、注意しないといけないのは、IDカードなど個別の「不安の対象」に慣れることが目的ではない、ということだ。手を洗うなどの強迫行為（儀式）をしないで、「不安そのもの」に慣れることが重要なのだ、と先生は強調した。

「ゼロ」にしないことが重要だ。毎日、何か「気になるものに触ること」を日課にした。朝、会社に行く前には、自宅のトイレや靴の裏に触って出かけるようにした。「気持ち悪い感覚」に慣れないといけないからだ。

休みの日も、妻に車で送ってもらい、野原に来て、土を触るようにした。その後、手を洗わずに過ごすようにした。当然、気持ち悪い感じがしたが、手を洗わずに我慢した。大変だが、前に進んでいる、という実感があった。

毎週プログラムを重ね、確実に症状が改善していくのを実感できた。最終回の診療のとき、「強迫性障害の『卒業』について」と題した1枚のペーパーを先生に提出した。18年5月のことだ。そこにはこう記した。

「当初、『無理だろう』と思っていた、自宅の扉やIDカードを、今ではほとんど気にせず触れるようになったのは、大きな進歩だと思う」

「ただ、まだまだ『道半ば』だと思っている。やはり混雑駅のトイレはなかなか使えないし、男性のズボンの近くを手が通ると気になってしまう」

そのうえで、「トイレや道路の床を触るなどの『苦行』を行う」などを続けることが大事、とも記した。だがプログラムが終わると、仕事の忙しさにかまけて、徐々に実行できなくなってしまった。診療にも行かなくなり、また症状が少し復活した。

僕の症状の流れについて、田中さんはこうコメントを寄せてくれた。

「一般的な強迫性障害の方よりも症状の寛解、再燃の回数が多いほうだと思う。良くなっても地固めとして治療を継続すれば、安定化する方はたくさんいる」。確かに僕の場合、治療の「最後の詰め」が甘かったのかもしれない。

僕は、薬物療法を再開し、２０２０年春から心理士によるカウンセリングも受け始めた。改めて不安階層表を作り、曝露反応妨害法に再び取り組み始めた。

コロナ禍で、立ち止まりかけたこともあったが、心理士は主治医とともに、僕の伴走者でいてくれている。30代ぐらいの女性の心理士で、とても話しやすい感じの人だった。

改めて不安階層表を作り、点数化した。まず取り組んだのが「道路のつば・シミを踏んで歩く」という行動療法だった。それをすることで、つばやシミに慣れていく、という目的だ。最初は抵抗があったが、徐々に「ゲーム感覚」でできるようになった。つまり、つば・シミを5カ所踏んだらゲームクリア、みたいなイメージである。このゲーム感覚でやることは、一つの方法かも知れないと思う。「行動療法」というと、どうしても「苦行」をする、というイメージがあるが、それだけだと続かないからだ。

「何事も特効薬はない。愚直にやっていくことから道は開ける。これからも足を止めないことが、何より大事だと思う」。約4年前、「卒業ペーパー」の結びに書いたこの言葉を、改めて自分自身に言い聞かせている。

◎妻の一言

けんかが絶えず、赴任先に行くのがいやに

単身赴任が始まってから、初めてその部屋に入ったときのことです。入った瞬間に、すぐ夫が「きれいな空間」と「汚い空間」に室内を分けて生活していることがわかりました。自分が寝る布団のまわりは、外で着てきた衣類やカバンなどは置かずに遠ざけています。

子どもを連れて何回か、単身赴任先の部屋を訪れましたが、ちょっとでも部屋のものに触ると「いまそれ触った?」「それ前あった場所から動かした?」など何度も尋ねられ、けんかが絶えませんでした。

ご飯を食べるのも、夫に許された狭い場所で、みんなで縮こまるようにして。そのうち行くのがいやになりました。

一方、この時期には子どもたちも成長し、夫の病気のことも子どもなりに理解しています。私と夫がけんかになると仲裁に入ることもあります。子どもがいることで救われたことは何度もありました。

（聞き手・武田耕太）

●進化する曝露反応妨害法

国立精神・神経医療研究センターの蟹江絢子医師らによると、曝露反応妨害法（ＥＲＰ）の問題点として「つらくて、始めたり、継続したりすることができない」「家族が確認行為などに巻き込まれてしまう」などが挙げられる。

そのため①ＡＣＴ（アクセプタンス＆コミットメント・セラピー）やマインドフルネスという方法で、自分のやりたいことを考え、治療拒否や中断を少なくする、②家族などにも治療に参加してもらう、③スマートフォンなどテクノロジーを用いた試みなどが進んでいるという。

第9章　僕が体験記を書こうと思ったわけ

なぜ自分の体験を書こうと思ったのか。直接のきっかけは、2019年6月に東京・渋谷の繁華街で行われた「OCD（強迫症）啓発ウォーク」に参加したことだ。強迫性障害を一般市民に知ってもらおうと、当事者や医療者ら85人が、渋谷のど真ん中を警察の先導で行進した。「OCD！　OCD！」と叫ぶと、通りの人たちが手を振ってくれる。

僕も一緒に行進した。渋谷のど真ん中を「OCD」と言って歩いていると、感慨深く、涙が出て来た。

道行く人がどこまで病気のことを理解してくれたかは正直わからない。だが、「OCD」という言葉が多くの人の耳に残っただけでも、うれしかった。

イベントを主催したのは、ＮＰＯ法人「OCD－Japan」だ。国立精神・神経医療研究センターのＯＣＤチームの方と、その仲間でつくった。

医療者だけでなく患者や家族らも一緒に活動する、アメリカの国際強迫症財団の活動を目の当たりにし、「こうした患者参加型の活動を日本でも広げたい」と15年に立ち上げた。17年から、ウォークや講演会などを行っている。

19年のウォークは、強迫性障害で妹を亡くした会社員さやかさんが中心になって企画した。妹は長い間、食べる物が限られるなど、身体に負担をかけるような症状があったが、強迫性障害という病気を知らなかった。初めてそう診断を受けたのは、亡くなる約１週間前だった。

妹は肝不全になり、18年9月に亡くなった。さやかさんは、もっと早くに適切な治療を受けていれば、健康を害するような強迫行為が減り、妹の身体は今も元気で健康だったに違いない、と深く悔やんでいる。

「妹のようにＯＣＤを患っていることを知らずに苦しみ続ける人をゼロにしたい。妹は、どんな形でもいいから人の役に立ちたい、といつも言っていました。ウォークを通じて

ＯＣＤの認知度を上げることを、妹も望んでいると思ったのです」とさやかさんは話す。

当日、さやかさんは「妹のような悲劇を二度と繰り返さない」という思いで、参加者85人の先頭を歩き続けた。その思いに、僕は大きく突き動かされた。

イベントを主催したOCD–Japanについては、ホームページ（https://sites.google.com/site/ocdjapan/home）を参照していただきたい。

もう一つ体験記を書こうと思った理由がある。それは、最近の新型コロナウイルスの感染拡大で、強迫性障害を発症したり悪化したりする人が増えているからだ。

何人かの精神科医やカウンセラーに聞くと、下記のような事例があるという。

感染を極度に恐れ何時間も手洗いを繰り返す。「人に感染させてしまうのでは」と心配で電車に乗れない。また、在宅勤務で症状が落ち着いていた人が、出勤が始まり悪化するケースもあるという。

休校が続いた子どもたちが、久しぶりに学校に行き悪化することもあるようだ。こうした方々の助けにもなるのではないかと思った。

これまで9章にわたり、自分の強迫性障害の体験をつづってきた。僕だけでなく、家族にとっても、とてもつらいものだった。特に妻には、大変な迷惑をかけた。

僕の強迫性障害の症状は、ひどかったときに比べれば、劇的に改善した。ただ、いまだに混んだ駅のトイレは使えない。靴の裏がズボンの裾につかないように、ガニ股で歩く癖は残っている。

妻への確認も、ゼロにはなっていない。赤いシミ、おしっこ、つば、靴、ズボン、体毛……気になる対象が、次々と現れるやっかいな病気である。

でも、僕の病気の経験は無駄ではなかったと思う。自分自身の人生哲学にもなった「6割主義」という考え方を身につけることができ、「楽な生き方」ができるようになった。大学で若者たちに自分の経験を伝えることができている。

記憶を呼び起こすなかで、時々つらかった思いがよみがえってきた。でも、さやかさんから「妹も、佐藤さんの記事が世の中のみんなに届くことを願っていると思う」と言われたことで、書き続けることができた。

「あなたはラッキーで、家族に支えられたから治ったのでしょ」。そう思われる方もいると思う。確かにそうだ。僕も一歩何かが違っていたら、いまのように良くなっていなかったかもしれない。

でも、いま強迫性障害に苦しんでいる方々やご家族は、希望を捨てないでほしい。国立精神・神経医療研究センターの堀越勝・認知行動療法センター長によると、治療法は徐々に「進化」しているという。僕が信頼する精神科医、田中克俊医師も、自身の治療経験から「地道に治療していけば、必ず良くなっていく」と強調する。患者たちの自助グループもある。

僕が毎年講義で大学生に話しているように、「出口のないトンネルはない」と信じている。

◎妻の一言

体験が役立つ人がいるなら、届いてほしい

夫が今回、この本を書くことについては、賛成も反対もしていません。私自身は友人に対しても、夫の病気を隠したことはありません。ですから、夫が発信したいのならば止めることはありません。

子どもたちにも話しましたが、「ふーん」というぐらいの反応でした。ずっとオープンにしてきましたし、それが日常だったからかもしれません。

もし夫の体験が役に立つ人がいるならば、届いてほしいと思います。

この病気は「自分の思い通りにならない状況に耐えられない病気」です。夫が気になる状況は、あくまで夫のなかで起きていて、まわりからはよく分かりません。「たとえていうと、みんなに見えていない幽霊がいて、それが夫には見えているんだな」と感じたりします。

1人では治せない病気だという実感は強くあります。「立場を分かってくれるだれか」が必要なのでしょう。

一方で、それを家族が背負いすぎれば、倒れてしまいます。本人だけでなく、家族も医療機関につながり、必要に応じてカウンセリングを受けるのもひとつの方法だと思います。

いま、夫が手洗いにかける時間は平均すると2～3分くらいでしょうか。15年近く触れなかった家のドアがあるのですが、ふつうに触るようになりました。

でもいまだに、何か気になることがあると、手洗いの時間が長くなったり、回数が増えたりすることもあります。

子どもが部活から帰ってくると「足、洗った？」と聞くのは相変わらず。でも子どもは「うるさい！」と答え、夫はそれを不満そうな様子ながらも受け入れて……。ひどかった時期に比べれば、家のなかで繰り広げられる光景も少しずつ変化し、夫もだいぶ寛容になりました。

夫は数年前から、再び治療を始めました。さらに改善していくようサポートできればと思います。これからも、うまく病気とつきあっていくしかない。いまはそう考えています。

（聞き手・武田耕太）

●自助グループのホームページはこちら

強迫性障害の患者・家族自身で運営する自助グループがある。その一つが「東京ＯＣＤの会」。現在はオンラインで月例会を少人数で開いている。

詳細はホームページ（http://109ocdf.fc2.page/）を確認のこと。ほかにも第3章で紹介したＮＰＯ法人「生活の発見会」（https://hakkenkai.jp/）では、全国各地で体験者による「集談会」という交流・学習会が月1回開かれている。強迫性障害以外のパニック障害など不安障害全般の人が参加している。

第10章 堀越博士インタビュー

強迫性障害とはどんな病気で、どんな治療法があるのか。また、家族ら周囲はどう接したらいいのか。この病気に詳しい国立精神・神経医療研究センターの堀越勝・認知行動療法センター長に話を聞いた。

堀越勝（ほりこし・まさる）
1956年生まれ。米国バイオラ大学大学院博士号（臨床心理学）取得。マサチューセッツ州クリニカルサイコロジストのライセンス取得。米国ハーバード大学医学部精神科上席研究員、ケンブリッジ病院行動医学部、マサチューセッツ総合病院・マクレーン病院、強迫性障害研究所などに勤務。筑波大学大学院などで教え、日米で強迫性障害の治療に携わり、現職。山梨大学医学部客員教授、慶應義塾大学医学部精神科非常勤講師も務める。

――強迫性障害とは、どんな病気なのでしょうか?

いやなイメージや考え(強迫観念)が頭に浮かび、それに伴う不安や恐怖を打ち消すための行為(強迫行為)を繰り返す精神疾患です。おかしいことは頭でわかっているのに、強迫観念にとらわれてしまい、無意味な行動がやめられない病気です。

最も多い「洗浄・汚染強迫」タイプを例に説明しましょう。

ドアのノブを触った、汚いトイレを使ったなど、ある「きっかけ(出来事)」を引き金に、「汚れてしまったかもしれない」といった強迫観念がわいてきます。そして「病気になるかもしれない」など不安・不快感が強まり、手洗いなどの強迫行為(儀式)をしてしまう。

儀式をすると、いったん安心するのですが、すぐに「ちゃんと洗えたかな」と思ったり、また別の出来事があったりして、再び強迫行為を繰り返す悪循環に陥ります。

――「洗浄・汚染強迫」以外には、どんなタイプがあるのでしょうか?

戸締まりやガスの元栓などが気になって確認を何度もする「確認強迫」タイプがあります。ほかに物が左右対称に置かれていないと気が済まない「対称性へのこだわり」、小児性愛や近親姦《かん》などタブーとされることにとらわれる「タブーとされる思考」、車に乗ってだれかをひいてしまったのではないかと気になって引き返すといった「加害強迫」など、様々なタイプがあります。

頭の中で強迫観念にとらわれ、長い時間、立ちつくしたり動作が止まったりする「強迫性緩慢」というタイプもあります。いくつかのタイプを同時にもつ患者さんも多いです。

社会状況も反映します。日産自動車のカルロス・ゴーン元会長の事件のときは、「もしかすると自分も、職場からお金を取ったかも」という強迫観念に悩まされた患者さんがいました。

今の新型コロナウイルスの感染拡大の影響で、洗浄・汚染タイプの患者も増えてくるのではないでしょうか。

——様々なタイプがあるのですね。病気になる割合（有病率）は、どれぐらいなのでしょうか?

有病率は、欧米と同様に全人口の1～2%とされています。学校でいうと、1～2クラスに1人はいる、ということになり、それなりに高い割合です。うつ病よりは低いですが、統合失調症よりは高い数字になります。

昔は「強迫神経症」と呼ばれていました。その後不安障害の一種として「強迫性障害」

となり、今は一つの疾患として独立し「強迫症」と呼ばれています。英語では「Obsessive–Compulsive Disorder」、略して「ＯＣＤ」といわれています。

――日常生活にはかなり影響がある病気ですよね？

はい。１９９０年代のＷＨＯ（世界保健機関）の調査では、先進国での「人々を最も長時間にわたって苦しめる問題」の10位に位置づけられたほどです。

長時間手を洗ったり、鍵の確認を何度もしたりする以外に、周囲から理解されないつらさがあります。

例えば、ある患者さんは、トイレが汚いと思い使えないため、外の空き地などで用を足していました。住民から見られ、とんでもない誤解をされてわいせつ物陳列罪で警察に捕まってしまいました。

ほかにも、常に後ろ向きに歩く患者さんがいました。周囲から奇妙な目で見られ、本人も本当につらい思いをします。

――発症しやすい年代はあるのでしょうか？

比較的10～20代に発症することが多い病気です。幼児期に発症することもあります。

妊娠や出産をきっかけに、発症することも少なくありません。お母さんが「赤ちゃんを投げつけてしまうのでは」という強迫観念（加害強迫）にとらわれるケースなどがあります。

子どもをもったお父さんが、同様に発症することもあります。虐待予防が叫ばれるようになったことも影響しているのかもしれません。

——僕は主に森田療法を使って改善させたのですが、どんな治療法があるのですか？

薬物療法や認知行動療法が一般的です。精神分析の流れをくむ、精神力動療法や精神分析的精神療法などもあります。

薬物療法では、主に抗うつ薬を使います。強迫性障害には脳の神経伝達が関係していると考えられていて、薬がきれいに効く患者さんもいます。

認知行動療法の中でよく使われて効果を上げているのは「曝露《ばくろ》反応妨害法」という方法です。患者さんが恐れている状況にあえて自分をさらし（曝露）、その後不安を打ち消すために行っていた強迫行為をできるだけしない（反応妨害）ようにします。強迫行為をしなくても時間とともに不安が減ることを実感し、改善につなげていきます。

たとえば、ドアノブとかトイレの便器とか汚いと思う物に触った後、手を洗わずにいて、時間の経過ごとに、不安の度合いを数字で示し、徐々に下がってくることを学習するのです。

――曝露反応妨害法は、僕も実際にやりましたが、「対象物」に慣れるのではなく、「不安・不快感」に慣れることがポイントなのですよね？

その通りです。まず、整理しておかないといけないのは、強迫性障害は、何か一つのものが気になる「恐怖症」とは違う、ということです。

強迫性障害には、いろんなものが平行して走っています。仮にトイレの便器が触れるようになっても、今度は別のものが気になってくる病気なのです。洗浄・汚染タイプだった人が治ったのに、今度は確認が出てきた、ということも少なくありません。

「蛇が怖い」「とがったものが怖い」という恐怖症であれば、その対象物に慣れていけば治ります。

でも強迫性障害の場合は、不快感に慣れないとなかなか良くなりません。ですので、曝露反応妨害法では、自分の内側の「不快感」や「嫌悪感」に向き合わないといけません。「それを味わったところで、何も起こりはしない」「10分たったら、少し楽になった」という感覚を味わうことが大事になります。対象物に触れたかどうかは二の次ということです。

――家族ら周囲の人は、どう接したらいいのでしょうか？

強迫性障害の特徴の一つが、家族ら周囲の人たちの「巻き込み」です。言いなりになり過ぎても、突き放してけんかになっても良くありません。難しいのですが、適度なサポートが重要になります。

例えば「本人の要求に従って、家族が何度も手洗いする」ことが続くと、家族が儀式の肩代わりをしていることになり、本人は一時的に安心を得られますが、次に同じような場面に出会うと、また強迫行為をしたくなるという悪循環となり、症状が強化されていきます。

患者と家族の間で、洗浄や確認などに関する一定のルールを決めると良いでしょう。ただ、強迫行為の渦中にあるときに話し合うのはやめたほうがいいです。落ち着いたときに、取り決めをしたほうがいいでしょう。

また、強迫行為を我慢できたときはほめたり、「ご褒美」をあげたりすることも必要です。「こないだは手洗いしなかったのに、何で今回は我慢できないんだ」といった言い方は、避けてください。

――近くに家族がいない人は、どのようにすれば良いのでしょうか？

気心の知れた友人で、正直にＯＣＤのことを話してもきちんと理解してくれる人がおられれば、協力してもらいましょう。しかし、「巻き込まれ」に要注意です。

あとは、カウンセラーとか心理職、精神科医などの専門家と一緒に取り組むこともお薦めです。ＯＣＤへの介入に慣れている専門家を見つけることが鍵です。

あとは、ＯＣＤに対する働きをする団体も要チェックです。例えば、私が関わっている「OCD-Japan」（http://ocdjapan.kenkyuukai.jp/）という団体があります。国際強迫性障害財団（International OCD Foundation）と協力しながら日本で活動しており、ＯＣＤのことをよくわかっている専門家がたくさん関わっていますし、情報も最新の確かなものが提供されています。

また、ＯＣＤの啓発活動もいろいろとやっています。自助グループや患者会もお薦めです。全国にいくつかある「ＯＣＤの会」は当事者もたくさん関わっておりますので、現実的なサポートが期待できます。たとえば「東京ＯＣＤの会」（http://109ocdf.fc2.page/）などをチェックしてみましょう。

――最後に、現在渦中にいる患者さんやご家族に一言お願いします。

「変だなあ」と気づいてから、医療機関を受診するまで7～17年かかっている、という海外のデータがあります。「hidden desease（隠れた病）」とも言われます。恥ずかしいと感じ、受診しない人も多いのです。家族にもばれないように、自分一人で隠している人もいます。

まず、勇気を持って精神科クリニックやカウンセリング機関を受診してください。専門家の力を借りることによって、症状は改善されていくはずです。

曝露反応妨害法も徐々に進化していて、家族の治療的な関わりを加えたり、携帯アプリを活用したりする方法も始まっています。私たちが作成した「回復への五箇条」（本書90ページ）を参考にして改善に取り組んでみてください。

同時に、この病気がもっと社会に広く知られることが必要です。そうすれば、患者さんへの理解も深まってくるはずです。この病気をもっとオープンに語れる環境づくりが、大事だと思います。

（聞き手・佐藤陽）

◯強迫性障害・回復への五箇条

①強迫的な考えには同意する

…強迫的な考えを押さえつけたり、他人に確認して安心しようとするのは逆効果。あえて不安に向き合おう。

②進んでリスクを受け入れて、ＥＲＰ（曝露反応妨害法）をやってみる

…ＥＲＰをやる完璧なタイミングはない。必ず良くなると信じて、毎日どんな形でも続けよう。ささいな失敗は再発につながらない。

③予想外のことは起こるもの

…いつでもどこでも強迫的な考えはわいてくる。それを避けようとせず、「練習するチャンスだ」と肯定的にとらえよう。

④強迫症状への対応は、あなた自身の責任

…他の人がＥＲＰを手伝ってくれる、などと期待しない。家族や友人は、あなたが必要なときにいつもそばにいてくれるとは限らない。

⑤うまくいかないときは一人で抱え込まない、他の人とも比べない

…あなたと治療者は、ＯＣＤと闘うためのチーム。うまくいかないときは治療者と正直に話し合うこと。他の人と比べず治療前の自分と比べ、自分の努力を認めてあげよう。

（ＮＰＯ法人 OCD－Japan 作成）

○佐藤流　強迫性障害を乗り越える七箇条

①6割主義

森田療法の考え方。半分より少し超えていれば、「よし」と考える。ＯＣＤの人は、10割を目指してしまいがちだが、6割主義でいいと考える。

ひどいときは、1割主義でもいい。例えば「会社の建物を見て帰ってくる」だけでもいい。そこから2割、3割と増やしていく。「苦しくてもゼロにはしない」ということが大事だ。

②体を動かす

家に引きこもりがちだが、体を動かすことも大事だ。少し歩くだけでも違う。コロナ禍で難しい面があるかもしれないが、少しでも体を動かす。

③家族に愚痴を言う

ＯＣＤの人は、人の悪口を言ってはいけない、と自分を抑えがちだが、そこを取っ払う。

④ゲーム感覚を楽しむ

曝露反応妨害法をする際も、「つばを5回踏んだ＝5点」などをゲーム感覚で「クリア」みたいな形でやっていく。

⑤「できたこと」に目を向ける

どうしても「あー、これができなかった」とネガティブなほうに目が向きがちだが、少しでも「できたこと」に目を向ける。

⑥日々の生活を実践

仕事や勉強、家事など、日々すべきことを実践していく。ゼロにしない。「0・01歩でも前に進む」ことを心がける。

⑦自分の体験を話す

良くなりかけてきたとき、自分のつらかった経験を話すことで、乗り越えることができる。自分の体験がほかの人に役立つだけで、自身のモチベーションが上がる。

出版に際しての対談

今回の出版に際し、本書にも出てくる精神科医の田中克俊医師と私の妻、それぞれと対談をした。田中医師とは、20年以上、公私ともにおつき合いをさせていただいている。妻の思いは各章に添えられているが、この機会に今の思いを改めて聞いてみた。

●田中克俊医師との対談

佐藤　今日はお忙しいところありがとうございます。よろしくお願いします。

田中　よろしくお願いします。

佐藤　まず、お伺いしたいのですが、僕の体験記を読んでどんなことを感じましたか？

田中　結構な紆余曲折があったなと感じましたし、とてもリアルな印象を受けました。体験談としては治療してスーッと良くなったというほうが分かりやすいかもしれませんが、実際にはいろいろなことがあるのが普通ですからね。治療しててもうまくいかないなぁと悩んでいる方を勇気づける内容になっているのではないでしょうか。

佐藤　ところで、先生とは1998年ごろからのおつき合いですが、最初は気づかなかったですか？

田中　気づかなかったですね。トイレもそんな長かった印象はないし……。

佐藤　実は取材のとき、おむつをしていったことがあります。その後、電車で会社に行く途中、漏らしてしまい、急きょ記者会見が入って大変だったんです。

田中　えー、そうだったの？　全然気づきませんでした。周りの方も気づいていなかった？

佐藤　そうですね。ある同僚からは「顔色が悪い。大丈夫？」と言われました。でも、ほとんどの人は、気づいていなかったと思います。

田中　ＯＣＤの方は、自分の症状を話すとおかしい人だと思われるんじゃないかと思って、一生懸命隠そうとすることが多いですね。そうすることでつらさが増してしまう。強迫は本当は身近なものですし、周りにうまく伝えられると気が楽になることも多いんですが。

佐藤　強迫と正常の境はあいまいな部分がありますよね？

田中　強迫はそもそも、正常と病気の区別がはっきりしていません。強迫によって日常生活に支障をきたしたら病気ということになるんでしょうけど、強迫とうまくつき合っていければわざわざ病気扱いする必要もないでしょうし。例えば名工とか、名スポーツ選手とか非常に強いこだわりがなければなれないんでしょうけど、そういうのも何にこだわるか、ターゲット次第ですよね。強迫の方は全てにこだわり癖があるわけではなくて、たまたま何にこだわっているかによって違ってくるのです。多かれ少なかれみんな意味のないことにこだわる部分は持っているわけですから、強迫というのは、病気専門の言葉じゃないと思うんです。

佐藤　そうですよね、なんかおどろおどろしい感じがしますよね。

田中　強迫以外にもっといい呼び名があればいいんですけど、もっと日常的な言葉として認識されるといいと思います。今ではうつは普通に使われるようになりましたけど、これは様々なうつ病のキャンペーンが行われたからですよね。強迫は決して珍しい症状ではないし、うつの背景に強迫があることもとても多いのですから、強迫についてのキャンペーンも拡がればいいのにと思います。

「強迫」という呼び名もちょっとね。

佐藤　僕自身、どこまで治療すればいいかわからない、ということがあります。どこまでできるようになれば、治療をやめていいのでしょうか。

田中　自分が決めるのがいいのではないですかね。治療というのは病気に対して行うわけですけど、病気かどうかの判断は、強迫症状による日常生活への影響具合で決まるので、治療の目標も症状の程度だけでなく、日常生活の困り具合で決めることになります。とても困っている場合は、もっと治療を続けるでしょうし、これぐらいならつき合っていけると思ったらそこで治療目標達成ということでもいいでしょうし、あいまいだけど自分で決めることが大事です。

佐藤　具体的には、いまだに駅のトイレを使えないんです。そこも克服するまでやらないといけないものなのでしょうか？

田中　駅のトイレは私も使いたくないですよ。多くの人が駅トイレの便座にはお尻を付けたくないんじゃないですか。強迫の人が、症状を消すことにも強迫的になって症状を完全に消さなければと思うとつらくなってしまいます。これでいいや、と思えるなら、それでいいのです。

佐藤　いま、薬をのんでいるのですが、ずっとのみ続ける必要はありますか？

田中　そんなことはないと思いますよ。それは主治医との相談ですけど、年齢を重ねることで次第に落ち着いてくる方も多くいます。女性の中には更年期のころになると自然に強迫が消えてしまう方も多くいらっしゃいます。

佐藤　僕の治療のプロセスを見て、どんなところに関心をもちましたか？

田中　佐藤さんの一番近くにいた奥様がどんなふうに考え、どんなふうに思っていたのかは知りたいですね。

佐藤　妻は、ひどいときは離婚しようと思っていたそうです。あるとき、「汚くなればいいんじゃない?」という一言で救われました。

田中　奥様は大変だったと思いますよ。夫の強迫に巻き込まれたときのネガティブな気持ちと、支える気持ちとを、どうやって整理していたのかなあと思います。相手の苦しさもわかるけど、自分も時に攻撃されるし、ほんと大変です。だからこそ、近くで一生懸命支えてくれる人から発せられた言葉が大きな治療的意味をもつことになりますね。

佐藤　妻のことは、かなり巻き込みました。確認につき合ってくれた一方で、ふとんをひっぺがして外に追い出してくれました。

田中　なるほど。奥様の心のなかではたくさんの葛藤があったと思います。どこまで夫の強迫につき合っていいのかいろいろ考えながらバランスをとっていたんだと思います。本人が苦しいからと言ってなんでもつき合っても良くないですし、かといって最初から一方的に強迫行為を禁止すると喧嘩になるだけですし、そのあたりのバランス取りは非常に難しいですよね。そういうときには、奥様も一緒に主治医も交えてお互いの考えや気持ちについて話し合い、一定のルールを決めたりするといいのではないでしょうかね。

佐藤　しかし、強迫って、本当に幅が広いですよね。

田中　そうですね。佐藤さんの不潔恐怖や洗浄強迫以外にも、確認強迫や誰かに危害を加えたかもしれないという加害恐怖などもある。他にも、自分が決めた手順にこだわる儀式強迫や縁起担ぎのレベルをはるかにこえた数字や言葉へのこだわり、物の配置や上下左右などの対称性に強いこだわりをもっていたりと実に様々なタイプがあります。

佐藤　だいたいは、薬でかなり良くなるものですか？

田中　そうですね、強迫は脳の機能上の問題と心理社会的な問題が混ざり合ったところがあって、半分くらいはＳＳＲＩなどを中心としたお薬だけでも症状は軽くなりますし、認知行動療法も一緒に受けるとより効果が上がります。

佐藤　薬と認知行動療法（曝露反応妨害法）が基本なのでしょうが、それでも良くならない難治性のものはあるのでしょうか？

田中　ありますね。発症年齢が低かったり、強迫に対する洞察が欠如しているケース、つまり過度のこだわりには意味がないとかばからしいという認識があまりないケースでは、治療だけでは不十分なことがあります。難治性のケースでは、やはり家族や職場などの環境要因を調整することも大事で、それがうまく機能すると回復の可能性もあがってきます。逆にこれらがうまくいかないと、うつ病や様々な不安障害も併発しやすくなって、強迫性障害もさらに難治性になってしまう場合もあります。佐藤さんの場合、治療開始まで強迫と長くつき合ってきたから、心理的にも習慣としても強迫が強化されていた部分もあります。

ただ強迫に対する洞察はできているので、もっと早い時期に、治療をはじめていれば経過は少し変わっていたかもしれませんね。

佐藤　最初に精神科や心療内科に行く、ということ自体が、とても難しい。まずは、家族だけで行くのでもいいのでしょうか？

田中　精神科受診の壁が高いと感じる場合には、まずは家族が身近な専門家、例えば学校のカウンセラーや保健所やネットの「こころの耳」などの公共の相談窓口、職場の産業医などに相談して、受診を後押しする方法についてアドバイスしてもらうといいかもしれませんね。ご本人は大変苦しい思いをしているわけですから、治療によってその苦しみを減らせることを誰かから保証してもらうと受診に結びつきやすくなると思います。

佐藤　閉じこもりや引きこもりの人も結構いますよね？

田中　そういった強迫による二次的な問題の発生は防ぎたいですね。中にはアルコールなどの依存に陥ってしまう方もいます。そのためにも早めに専門家につながってほしいですね。

佐藤　そういう意味では、著名人のカミングアウトも大事ですね。サッカーのデビッド・ベッカム選手も、「左右対称でないと気になる」と言って、カミングアウトしましたよね？

田中　そうですね、ほかにも映画になったものもありましたよね。ジャック・ニコルソンが演じた「恋愛小説家」とか。うつみたいに、著名人もカミングアウトしていけばいいんですけど。強迫で苦しんでいる人は公表されているデータ以上に多いと思います。

佐藤　最後に、今回僕がこうした本を書くことは意義があったと思いますか？

田中　意義のあることだと思います。苦しいものを隠してて、いいことってあまりないと思います。社会から遠ざけていては予防にも結びつかないですしね。今では、「うつ」は恥ずかしい言葉ではなく、日常用語になっています。同じように強迫という言葉も、日常会話にすっと出てくるようになればいいですね。

●妻との対談

陽　結婚してからの25年を振り返ってどう思う？

美和　苦労の連続だった。それ以外の言葉が見つからない。正直言えば、大変なことばかりで楽しい思い出がかき消されている。いつしか、私の今生の使命なんだと思うようになったよ。ただ、これからもこの使命を全うできるか自信がなくなりつつあるけれど。

陽　一番つらかった時期は？

美和　長女の1歳の誕生日であなたがキレて、手がつけられなくなったころ。そして、今、現在。そしてそれは今も進行形。歳をとり、私自身、気力も体力もなくなってきたからかもしれない。

陽　いま？

美和　昔も大変だったけれど、若かったから気力、体力もまだまだあった。あなたの大変なことを受け止め、跳ねのけるだけのパワーがあったけれどね。今は年齢的に更年期だからか、私も自分のことでいっぱいいっぱい。他人のことまでお世話焼いてる余裕がないのよ。強迫性障害の症状で同じ状況だとしても、受けるストレスは大きくなっている気がする。人間、歳をとると性格が丸くなると聞いたことがあるけれど、あなたは逆に頑固なところや執着する部分が強くなったように思う。そして、強迫性障害の症状が強くなってきたように思う。あなたも年齢的なものもあると思うし、コロナで今もずっとリモートワークということも影響していると思うけれどね。

陽　いまのほうがつらいの？

美和　やっぱり…気付いていないよね。自分のことでいっぱいだもんね。もちろん、若いときもつらかったよ。他の家庭のように家族で遊園地や動物園など出かけられなかったでしょ。世の中の家庭が当たり前にしていることをなんでうちはできないの？　と、子どもと出かけた先でよく涙していたよ。そうは言っても、子どもがいてくれたからここまでこれたのだと思っている。そして、若いときは治療すればいつかよくなって家族で楽しく出かけられるようになるかもという希望があったんだよね。だけど、そのときからあまり変わっていない現実に虚しさを感じるよ。今はやっと子どもの手が離れて、夫婦水入らずであちこち出かけられると思っていたのにそれもできない。「夫婦で旅行に行ってきたよー」と友達の話を聞いて、夫がいるのに私って孤独だなーって感じるよ。むしろ、離婚して夫がいない人のほうが割り切れるんだろうなって思う。幸いにもそんな私の事情を理解してくれる妹があなたの代わりにショッピングや旅行などにつき合ってくれるけれど、私はもう死ぬまで夫婦で出かけられないの？　ってよく考えるよ。その反面、今は夫婦で外出したくないのも事実。一緒に出かければ、強迫性障害のことでめちゃくちゃ気を遣うから。しかも、何かあなたが気になることがあった場合は家の中までその何かが波及していくからね。まぁ、出かけて何もなかったことなんてないんだけれどね。

陽　具体的には？

美和　たとえば一緒に買い物に行っても「ネギが汚いところにつかなかった？」「さっきおじさんのズボンにくっつかなかった？」「商品は奥のほうから取って」などなど。それ以外にも、買ったものをエコバックに入れるときに何か気になるような物に触れたり、落とさないよう気を遣ったり、とにかく気にさわることがないように２００パーセント気を遣っているんだよ。近所のスーパーに買い物行くだけでもヘトヘトになってしまう。本当にすごいストレス。そんな思いをするなら一緒に外出しないほうがまし、ってなるのよ。なのにあなたは「一緒に外出しなきゃ、俺の訓練にならないだろ！」って凄むけれど、そんなことまでして外出につき合うようなパワーがないよ。私のことも少し考えてほしいなって思うよ。今の私はいっぱいいっぱいなの。申し訳ないけれど。

陽　昔に比べたら、ずいぶん良くなったと思うけど……。

美和　うーん、そうかな？　曝露反応妨害法をやってたころは本当に良くなってたし、出かけても楽しかったよ。良くなったなぁという実感あったもん。今日も次女と買い物に行ったときに「パパはコロナの前のあたりとか、汚いものに触るとかやってたとき（曝露反応妨害法を実施時）はすごく良くなったのに、どうしてまた悪くなってしまったの？」って言ってたよ。そのときの症状が良くなったという実感は次女も感じていたよ。

陽　わかった。ところで、こんなに大変だとわかっていて、そもそもなぜ結婚したの？

美和　あなたが「一緒に治して」と言ったから。私は歯科衛生士、医療従事者の端くれよ。そういうのに弱い、って知っているじゃない？　それにその当時は、今から一緒に頑張って治せば、ゼロにはならなくても、そこそこ治るんじゃないかって思っていたんだよ。現実はそんな甘いものじゃなかったね。

陽　強迫性障害という病気についてどう思う？

美和　患部が目に見えるわけでもないし、外科的に切ったりはったりできるわけじゃない。なにしろ、不快だと思うものが私には目に見えないから共有できるわけじゃない。この病気と闘うということは、目に見えない敵を倒すような感覚。そして、本人だけではなく、家族や周りを巻き込むことが厄介だと思う。周りの人が我慢することが多いから大変だよ。そして、この大変さを友達に話したとしても、なかなか理解してもらえないんだよ。つらいときは友達に話をすると少しはガス抜きになるのに、理解されないと不完全燃焼だったりするんだよね。

陽　最近、僕を置いて、あなたと娘2人で出かけるから寂しいな。

美和　そうだろうな、とは思うんだけれど、私も娘2人も、いっぱいいっぱいなの。あなたのいない環境でリフレッシュしている。一緒に出かければ、先ほども言った通りいろいろと問題が出てくるし、結局それが私たちのストレスになってしまう。それではリフレッシュする意味がなくなってしまうでしょ。必要悪だと理解してほしいな。それにさっき話したけれど、私も同じように孤独を感じているんだよ。立場が違うだけ。長女も仕事柄、ストレスが多いし、みんなこれ以上ストレスが増したら、一家離散になってしまうよ。今、その寸前だもん。夫婦げんかして別に仲が悪いわけじゃない。あくまでも、強迫性障害が原因なわけだから、家のなかにいれば、何か気になることが発生することはないから、一緒にご飯を食べたり、お酒を飲んだり、ドラマを見たり……今2人でできることを無理なく楽しもうと、家での過ごし方に私は重きを置いているつもりだけれど。

陽　うん。

美和　子どもたちは生まれたときからずーっと、凄い抑圧のなかで過ごしてきたんだよ。長女に関しては育児にほぼ参加しなかったし。しかも、なにか気になることが発生して、パニックになったときは、相手が子どもでも怒鳴り散らすことがあったよね。子どもたちの心理的なストレスは私たちの想像を絶するものだよ。強迫性障害のことが原因になって、あなたが私に怒鳴ったことがあった。私が「父に怒鳴られたことなんてほとんどないのに、なんでいつもそうやって怒鳴るの！」って反論したんだけれど、その直後娘に、「ママはいいよね、そういうお父さんじゃなかったから。私たちなんて生まれてからずっと怒鳴られてるじゃん」と言われて、ハッとした。私は子どもたちの前でなんてことを言ってしまったんだろう。今の生活に慣れてしまい、子どもたちの育った環境をちゃんと理解していなかった。傷つけてしまった。申し訳ない気持ちでいっぱいになった。何度も言うけれど、子どもたちは私たちが考えている以上に心に傷を負っているんだよ。私たちの親はそういう親ではなかったから、子どもたちの気持ちが理解できていない。それを考えれば、今の子どもたちのあなたに対する態度は仕方がないんじゃないかな、と思う。子どもたちも年齢を重ね、いろんな経験を積んで、いつしかこの病気のことを理解し、そんななかでも頑張って働いて育ててくれたんだ、という気持ちが自然に生まれるのを待つしかないんじゃないのかな？　と思っている。

陽　治そうと、今も頑張っているじゃない？

美和　んー、（5年前の曝露反応妨害法で）扉を触ったときと比べれば、まだまだだな。私が見る限り、まだまだ治すために頑張れることがあるし、これを突破できれば、絶対に良くなるのに、っていう手応えがあるのよね。あのときに良くなったからと言って、汚いものに触れてその感覚に慣れるという経験をゼロにしてしまったのが良くなかった。そして、いつだったか忘れてしまったけれど「仕事できているわけだし、それなりに生活を送れているわけだから、別に頑張って治さなくてもいいんじゃないかと思えてきた」と言ったときがあったよね。そのときは目の前が真っ暗になったよ。一緒に頑張ってきた私の時間と労力は何？って。今までの私の人生が否定された感覚になったよ。そりゃそうだよね。一緒に治してって言われて結婚したのに。まるで結婚詐欺じゃない。それは冗談だけれど。でも、そんな気持ちだったのよ。

陽　月1回カウンセリングに行っているし、薬ものんでいるよ。

美和　それぞれ、考えが基本、他力本願なのよ。クリニックに通っているからなんとかなるだろう、という感じ。いつも言っているけれど、最終的には自分なんだよ。治せるのは自分しかいないんだよ。精神科医でも、カウンセラーでも、私でもない。あくまでも、カウンセリングも薬もサポート。自分がどうするかなんだよ。それを自分に落とし込まない限りは大量の薬をのんでも、カウンセリングに何十年通っても良くならないと思うよ。

陽　カウンセラーと「手洗いを30秒以内に」というのは頑張っているよ。

美和　うん、そうだね。そのなかでも気になることがあったらやみくもに手を洗うのではなく、気になるものを「直接」触ったときにだけ洗って、なおかつ30秒以内に終える。「間接的」に触ったときは気になるかもしれないけれど、それはグッと我慢する。それは徹底してほしいし、それができるようになれば、ずいぶんと良くなると思うよ。間接的なものは本当にそのものを触ったわけではないから、気になるかもしれないけれどその感覚に慣れる。曝露反応妨害法と一緒だね。

陽　なるほど。でも、コロナ禍で在宅勤務が増えたのも、悪化の一因だよね？

美和　そうだね。外出する機会が減ったのは悪化の大きな要因だと思うよ。外に出なくなったから「気になること」と接する頻度が極端に減ったものね。汚いものに対する「免疫」が下がってしまったもの。昔は、満員電車にも乗っていたし、電車のなかで「気になるおじさん」とも接することがあったけど、いまは家のなかだけにいるから、快適に過ごせちゃうからね。

陽　だから、最近、会社に行く頻度を高めているよ。

美和　うん、絶対にそのほうがいいよね。少しでも外に出るようにしたほうがいい。週3回は自主的に会社に出勤すると決めたほうがいいと思うよ。いろいろな「汚いこと」に自分を慣れさせないと。次女も「パパ、絶対に会社に行ったほうがいいって、そのほうが好転するよ」って言ってたんだよ。次女はよく見ているし、すごく鋭いなぁと感心したよ。

陽　これから、どうしていったらいい？

美和　今の状況が続くって考えたくないのが本音。ますます歳を取って身体能力が低下すれば、おのずと気力も低下していくだろうし。そんな状態でサポートし続けるってつらいかも。あなたがいない岐阜の実家とあなたのいる自宅とを行き来して半々生活をするほうがいいのかな？　と考えたりもするよ。そうならないためにも、一日も早く心地良く暮らせる生活をしたいな。それにはとにかく症状の改善が一番だけれど、それと同時に自立することも必要だと考えている。いままでは「家のなかでは汚いものには触れたくない」というあなたと、「家のなかでは強迫性障害に由来するトラブルは避けたい」という私とで、自然と家事は99％私の負担だったよね。でも、最近は生活能力を高めることも強迫性障害の改善につながるのでは、と思うようになったの。理由はわからないけど感覚的に。たとえば、缶やペットボトルをごみ箱に捨てるとか、汚いものに触れない家事から積極的に協力する。少しずつできることを増やしていくことが大事だと思う。それ以外に、お互いに明日、何があるかわからないでしょ。もし私が先に逝ったら、強迫性障害を抱え、家事も一切できない。どうやって暮らしていくの？　本当にそれが心配なの。そして、私の強迫性障害由来のストレスを減らすってことも大切ね。最近では一人旅をしたり、コンサートや映画に一人で出掛け、ストレスの解消をしつつ一人の時間を大切にしているわ。

陽　わかった。できることからやるよ。

美和　明るい未来があるとすれば、夫婦2人で旅行できるようになるといいね。買い物に行ったり飲みに行ったり。私たちもあと10年で高齢者の仲間入りだよ。時間があまりあるわけじゃない。良くなるまでには身を切られるような苦しみがあるかもしれない。けれど、残りの人生は今より少しでも楽しく生きたい。そうするには、ただただ強迫性障害と向き合い闘うのみ。頑張れ！　ごめんね、私はほどほどにおつき合いします。心折れない程度にね。

※夫婦の対談は朝日新聞のポッドキャストでも聴けます（「ポッドキャスト」「佐藤陽」で検索）。

あとがき

本書を読んでいただいて、どんな感想をお持ちだろうか？　実際の体験者の方と、そうでない方で、感じ方が違うと思う。体験者でない方には、やや重たい内容だったかもしれない。

お読みになった方は、感じられたかもしれないが、これは「闘病記」であると同時に、「夫婦の物語」である。章ごとに、「妻の一言」を添えたのは、そのためである。

実はこの体験記は、星和書店の石澤雄司社長に、確か20年ほど前に、出版の相談をしたのが始まりである。結局、少し書いただけでそのままになってしまい、時間ばかりが過ぎた。

でも、結果的にそれで良かったのかもしれない。あのころは、自分の中でも、症状がほとんどなく、「完全に治った」と感じていた。その状態で体験記を書けば、いわば「きれいな」体験記になってしまったのではないか、と思う。

この20年の間に、様々な紆余曲折があった。今回の体験記は、それも含めて書けたので、良かった、と思っている。妻との対談の部分を読めば、そのあたりはわかっていただけると思う。

体験記を書くにあたって、心配だったのは、当時の症状がよみがえり、回復に悪影響を与えるのではないか、ということである。これは本書にも出てくる精神科医の田中克俊さんに相談した。田中さんは「自分自身を俯瞰して症状や経過を整理することは、意味のあることだと思う」と助言してくれた。僕自身も「いま書かなければ、タイミングを逸してしまう」という思いがあった。妻にも相談したが、「あなたが、やりたいと思えば、応援するよ」と言ってくれた。自分のプライベートをさらけ出すことに、もちろん抵抗はあったが、「これで救われる人がいれば」という思いで、決断した。

この体験記が、少しでも多くの方の心に届けば、本望である。

最後に、関係する方々への感謝を示すことを許していただきたい。まず、堀越勝先生はじめ、国立精神・神経医療研究センターのＯＣＤチームの方々、体験記を書くにあたって、多くのご助言をいただき、ありがとうございました。そして、本文にも出てくるが、公私ともにお世話になった精神科医の田中克俊さんに感謝を表したい。朝日新聞の連載のデスクワークをしてくれた野瀬輝彦さん、妻へのインタビューを担当してくれた武田耕太さん、ありがとうございました。

また、書籍化への労をとってくれた星和書店の石澤雄司社長と岡部浩さんに感謝を表したい。20年来の「約束」を果たすことができて、正直ほっとしている。最後にずっと支えてくれた妻美和に感謝とともにこの本を捧げたい。

２０２３年3月、自宅書斎にて

朝日新聞文化部be編集部　佐藤陽

●著者紹介

佐藤　陽（さとう　よう）

1967年生まれ。慶應義塾大学法学部政治学科卒業。米・ジョージワシントン大学政治学部卒業。1991年、朝日新聞社入社。大分総局、東京本社学芸部などを経て、現在文化部be編集部記者。2007年より、早稲田大学理工学術院非常勤講師（「産業社会のメンタルヘルス担当」）。共著に『日本で老いて死ぬということ』（朝日新聞出版）、『看取りのプロに学ぶ　幸せな逝き方』（同）。

手洗いがやめられない：記者が強迫性障害になって

2023年6月8日　初版第1刷発行

著　者　佐藤　陽
発行者　石澤雄司
発行所　株式会社星和書店
〒168-0074　東京都杉並区上高井戸1-2-5
電話　03（3329）0031（営業部）／03（3329）0033（編集部）
FAX　03（5374）7186（営業部）／03（5374）7185（編集部）
http://www.seiwa-pb.co.jp

印刷・製本　中央精版印刷株式会社

ISBN978-4-7911-1114-5